LE

PETIT MÉDECIN

DES MÉNAGES.

IMPRIMERIE DE GUIRAUDET,
RUE SAINT-HONORÉ, N° 315.

LE
PETIT MÉDECIN
DES MÉNAGES,

OU

RECUEIL DES MÉDICAMENTS

LES PLUS EFFICACES,

AVEC DES RÉFLEXIONS SUR LA MANIÈRE DE LES
PRÉPARER ET ADMINISTRER.

Par L. M. L,

Docteur en médecine de la faculté de Paris, médecin de l'un
des bureaux de charité et de plusieurs associations philan-
thropiques de la même ville, membre de plusieurs sociétés
médicales.

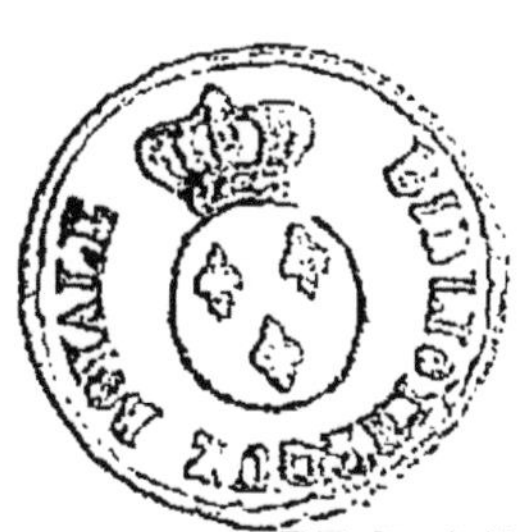

Paris,

LIBRAIRIE DE BREAUTE,

PASSAGE CHOISEUL, N° 62.

1828.

PRÉFACE.

De toutes les branches de la médecine, la *thérapeutique*, ou l'art de traiter les maladies, est sans contredit une des plus essentielles. C'est aussi une de celles qui ont fourni matière au plus grand nombre d'écrits. Indépendamment des ouvrages périodiques, il existe une foule de traités *ex professo* sur ce sujet. J'ai cru néanmoins découvrir une lacune assez importante, et c'est pour la remplir que je hasarde l'impression de cet opuscule. Je crois que c'est un terrain encore vierge, ou du moins rien à ma connaissance ne s'y rapporte d'une manière directe.

Il existe, à la vérité, plusieurs recueils sous le nom de *formulaires*, mais ils ne remplissent pas le but que je me suis efforcé d'atteindre. Parmi eux, quelques-uns sont élémentaires et manifestement destinés à l'instruction des étudiants en médecine et aux jeunes médecins qui commencent à exercer leur art. Aux règles sur la manière de formuler leurs auteurs ont dû joindre quelques prescriptions à titre d'*exemples*. Les formulaires de MM. les docteurs Richard et d'Avrigny sont de parfaits modèles en ce genre. Les autres sont des répertoires où se trouvent consignés, avec plus ou moins de choix et de discernement, les formules anciennes et modernes, ainsi que le mode de préparation des médicaments magistraux et officinaux. Cette dernière sorte d'ouvrages ne peut être consultée avantageusement que par les médecins et les pharmaciens, dont elle aide la mémoire dans une foule de cas.

Mon intention, en publiant un formulaire des médicaments spécifiques n'est donc pas d'établir des préceptes ou de tracer de nouvelles règles, mais bien de réunir en un seul corps les médicaments et préparations médicinales, simples ou composés, qui jouissent d'une efficacité reconnue dans telle ou telle maladie, et qui, jusqu'à ce jour, étaient épars çà et là dans les auteurs français et étrangers. J'ai dû, pour mettre cette idée à exécution, me livrer à des recherches aussi longues que fatigantes, compulser une foule d'écrits de tout genre, et m'aider des lumières de plusieurs confrères, auxquels je me plais ici à témoigner ma reconnaissance. Je me suis spécialement attaché à ne recueillir que les prescriptions dont les succès ont été constatés sur un grand nombre de malades par des médecins dignes de foi et jouissant de la confiance générale. J'ai rejeté avec soin tout ce qui m'a paru douteux, susceptible de

contestation, ou dépourvu de l'authenti-
cité réquise en pareille matière. C'est en
se montrant difficile sur le choix que l'on
approche le plus près de la vérité, et que
l'on parvient à mériter la confiance si
nécessaire en toute chose, et particulièrement en médecine. Sous ce rapport,
j'ai fait mon possible pour éviter jusqu'à
l'ombre du reproche, et par là justifier le
titre de cet ouvrage. Sans doute il m'eût
été facile, avec un peu moins de sévé-
rité, de grossir la liste des compositions
médicinales que j'ai cru devoir adopter.
Quelle est la maladie qui n'a point aujourd'hui son antidote plus ou moins
préconisé ?

Afin de rendre ce répertoire utile aux
personnes étrangères à l'art de guérir, j'ai
pensé que la méthode la plus courte et
la plus simple était de faire précéder chaque genre de médicaments du nom de
la maladie à laquelle ils sont applicables,
en employant l'ordre alphabétique. La ta-

ble, classée de la même manière, ne contiendra que les maladies qui se trouvent inscrites dans l'ouvrage. Par ce moyen, les recherches seront aussi promptes que faciles. Si cette classification n'est pas la meilleure ni la plus conforme aux règles de l'art, elle est au moins la plus certaine, et par conséquent la plus avantageuse.

Je ne sais si je m'abuse, mais je crois que cet opuscule doit être d'une utilité presque indispensable dans chaque ménage, et qu'il forme le complément nécessaire de tout ce qui a été écrit sur la médecine populaire. Les médecins le consulteront également avec fruit : car combien n'y en a-t-il pas dans les provinces, et même dans les grandes villes, qui, livrés à une pratique fatigante, n'ont pas le temps de s'adonner à la lecture, de se maintenir au courant des publications nouvelles, ou bien la facilité de se les procurer ? Il en est d'autres qui, ayant entendu parler de quelque médicament nouveau, n'en connaissent pas la dose précise ni le mode d'administration. Ils seront donc bien aises de les trouver ici fidèlement indiqués.

Quel que soit l'accueil réservé à ce formulaire, je déclare formellement n'avoir été mû, en le publiant, que par un véritable sentiment d'intérêt public, et que je n'ai prétendu en faire d'aucune manière un objet de spéculation. Son prix minime en est, au reste, la preuve évidente. Ce n'a pas été non plus pour le plaisir de faire parler de moi, puisque dans cette circonstance je ne suis que le rapporteur exact des faits d'autrui. Il y a environ quinze ans que j'exerce la médecine, et si j'avais été tourmenté de l'ambition d'écrire, certes il m'eût été facile de faire comme beaucoup d'autres, en prenant parti *pour* ou *contre* les divers systèmes qui ont bouleversé la médecine dans ces derniers temps. L'occasion était favorable, et plus d'un médecin lui doit une réputation qui, sans elle, serait encore à naître. Si ces combats sont peu profitables à la science, en revanche, ils le sont beaucoup à ceux qui les livrent. C'est une guerre d'escarmouche qui ne laisse pas que d'avoir son mérite, même pour les vaincus. A défaut d'imagination ou d'une instruction suffisante, j'aurais encore eu la ressource de puiser chez les auteurs anciens une idée ou une découverte abandonnée depuis long-temps, pour me l'approprier ensuite, et l'habiller à la moderne. C'est ainsi qu'on en use assez communément par le temps qui court. Tous ces moyens de réussite m'ont toujours répugné; je les abandonne volontiers à qui de *droit,* et je tâche de mettre en pratique cette vieille devise un peu trop oubliée, *Fais ce que dois, advienne que pourra.*

Des personnes un peu craintives me feront peut - être le reproche d'avoir donné à ce livre une forme trop populaire; elles verront du danger à placer entre les mains du public un recueil d'agents médicinaux dont l'emploi exige une certaine prudence et quelques précautions. Cette objection me paraît plus spécieuse que fondée. C'est après en avoir pesé toute les conséquences que je me suis décidé à ne pas faire usage des signes abréviatifs usités en médecine pour représenter les divers poids et mesures, et que j'ai préféré les écrire en toutes lettres. Il y a toujours plus d'avantage, suivant moi, à parler la langue nationale qu'à se servir de termes de convention, inconnus au plus grand nombre. D'ailleurs, ce n'est pas dans un temps où tout le monde paraît se complaire dans des études sérieuses, où la masse du peuple a acquis des connaissances générales qui tiennent presque du prodige, que l'on a à redouter les accidents causés par l'ignorance et l'incurie. Chacun aime à se rendre compte de ce qui l'intéresse, même sous le rapport de sa santé; et, en dépit du fanatisme aveugle, les ténèbres se dissipent et font place aux lumières. S'il se présentait dans l'application quelques cas embarrassants, les conseils d'un médecin les feraient promptement disparaître. Ne serait-ce pas outrager le bon sens que d'en juger autrement? Quant à moi, j'appelle de tout mes vœux l'instant où la médecine cessera d'être une science occulte et le partage exclusif d'une portion minime de la société, eu égard aux grands intérêts qu'elle embrasse.

———

NOTA. Pour mettre mon livre à la portée des personnes auxquelles il est destiné, j'ai dû remplacer, autant que possible, les mots techniques par les équivalents employés par les gens du monde.

———

LE
PETIT MÉDECIN
DES MÉNAGES.

ACCOUCHEMENT LENT.

Prenez : Seigle ergoté, nouvellement récolté, grillé et réduit en
poudre fine,   5o grains.
Eau commune, ou bouillon,   5 onces.

Faites bouillir pendant environ dix minutes ; passez la liqueur dans un linge fin,
et donnez ces deux doses à dix minutes
d'intervalle l'une de l'autre. Si le cas était
pressant, on pourrait l'administrer en une
seule fois.

L'influence de cette substance sur l'économie animale est aussi prompte qu'avantageuse ; un quart d'heure après l'avoir

prise, les douleurs de la matrice qui étaient anéanties se déclarent avec vivacité, le visage se colore, les yeux deviennent vifs et animés, le pouls acquiert de la dureté et de l'accélération, et tous ces phénomènes ne cessent qu'avec l'enfantement, qui le plus souvent s'opère avec une promptitude miraculeuse. S'il arrivait que la dose indiquée plus haut n'eût point opéré après vingt minutes, il faudrait en donner une seconde de la même manière.

Je ne chercherai pas à faire sentir l'utilité précieuse d'un agent dont il est difficile d'expliquer le mode d'action. Son application est indiquée toutes les fois que, par suite d'une cause quelconque, les douleurs, après avoir été vives, se sont ralenties ou n'existent plus, que la nature semble épuisée, et que des accidents nés ou à naître exigent impérieusement la terminaison de l'accouchement. Des cas de ce genre ne sont malheureusement que trop fréquents dans la pratique.

Les conditions nécessaires à la réussite de cette préparation sont : 1° la bonne conformation de la femme ; 2° la position naturelle de l'enfant dans le sein de sa mère ; 5° enfin la trop grande lenteur ou la suspension absolue des douleurs.

AIGREURS D'ESTOMAC.

Prenez : Magnésie calcinée bien
    pure ,   5 gros.
Corne de cerf en poudre ,   5 gros.

Divisez le mélange en douze prises égales.

On en donne une prise le matin , en une ou deux doses , dans un peu d'eau sucrée , suivant l'âge de la personne. Il faut en continuer ainsi l'usage pendant huit ou dix jours, selon le besoin.

Cette poudre convient spécialement aux individus tourmentés par les glaires et sujets aux renvois par la bouche après le repas, ou à des rapports acides ou fades. Les enfants à la mamelle, ou élevés au biberon, offrent très souvent des traces de cet état , qu'on est convenu de désigner sous le nom *d'acidité des premières voies.* Cette affection ne présente d'abord que peu de danger ; mais si l'on néglige d'y remédier, elle est susceptible de donner naissance aux accidents les plus graves. Il est donc de la plus grande importance de ne pas attendre que cette disposition se soit changée en maladie réelle, et de la combattre dès sa naissance. Dans ce dernier cas la dose du médicament varie suivant l'âge et la constitution de l'enfant.

AUTRE.

Prenez : Carbonate de soude ,   1 once.
Magnésie calcinée ,   1 once.
Ecorce d'orange en poudre ,   ½ gros.
Confection d'hyacinthe ,   .   1 once.
Sirop de menthe poivrée, quantité suffisante.

Mêlez convenablement et faites une pâte de consistance de miel.

Cette préparation s'administre à la dose d'un gros , matin et soir , et convient particulièrement aux personnes âgées. Il est rare , après quelques jours d'usage , de ne pas voir survenir une amélioration notable dans l'état du malade. Des diarrhées anciennes , et qui avaient résisté à une foule d'autres médicaments , ont cédé très souvent au bout de deux ou trois jours. Une chose essentielle néanmoins, c'est de s'assurer s'il n'existe pas de symptômes inflammatoires trop prononcés ; car dans ce cas cette préparation serait contre-indiquée.

AMÉNORRHÉE.

(*Retard ou suppression des règles.*)

Prenez : Racine d'enula campana coupée par petits morceaux , $\frac{1}{2}$ once.
Feuilles d'oranger ,   1 once.
Fleurs de sureau ,   1 once.
Safran , $\frac{1}{2}$ once.
Extrait d'armoise , $\frac{1}{2}$ once.
Anis ,   2 gros.
Ambrette ,   2 gros.
Eau-de-vie de bonne qualité ,   1 livre.

Faites infuser le tout à froid pendant quinze jours , à vase couvert, et en ayant soin d'agiter la liqueur par intervalles ; passez et filtrez au papier.

La dose est d'une cuillerée à café dans un demi-verre d'eau sucrée , répétée trois fois par jour.

AUTRE.

Prenez : Eau distillée d'armoise , 5 onces.
Eau de fleurs d'oranger ,   4 gros.
Huile essentielle de rhue ,   6 gouttes.
Huile essentielle de sabine , 6 gouttes.
Sirop de fleurs d'oranger ,   1 once.

Mêlez exactement et conservez dans une fiole bien bouchée. Cette potion , connue en médecine sous le nom de *Desbois de Rochefort*, s'administre par cuillerée à café, de quart d'heure en quart d'heure.

Les praticiens s'accordent à reconnaître l'efficacité de ces deux préparations médicamenteuses dans une foule de cas où les règles sont dérangées. Administrées à propos , elles en rétablissent l'écoulement dans un court délai, calment les coliques , sans occasioner de trouble dans les autres fonctions de l'économie animale. Les chances de succès sont d'autant plus probables que la malade n'est elle-même atteinte d'aucune affection organique, et que la suppression est moins ancienne. Les femmes fortement constituées , et douées d'un tempérament sanguin prononcé , pourraient en éprouver de mauvais effets, si au préalable on négligeait de mettre en usage les saignées ou les sangsues.

ASTHME.

Prenez : Gomme ammoniaque en
    poudre, et très pure ,   2 gros.
Vin blanc généreux ,   5 onces.
Infusion d'hyssope ,   4 onces.

Faites dissoudre convenablement la gomme dans le vin ; ajoutez ensuite l'infusion d'hyssope.

A prendre par cuillerée à bouche toutes les deux heures.

Cette potion jouit de la propriété de calmer les accès de toux , de favoriser l'expectoration , et de diminuer la gêne de la respiration , surtout si l'on en aide les effets par quelques tasses d'une boisson pectorale et légèrement aromatique.

Les malades atteints de l'asthme essentiel offrent très peu d'espoir de guérison. Quelques médecins ont nié l'existence de cette maladie dans son état de simplicité , et ont prétendu qu'elle était toujours due à une autre affection connue ou cachée , et de nature organique. Sans prétendre trancher une question encore indécise, je me bornerai à faire observer que, l'asthme ne survenant guère que chez les personnes âgées, et à des intervalles plus ou moins éloignés , suivant les dispositions individuelles et les variations atmosphériques , le médecin doit se borner à soulager le malade, et à empêcher la trop longue durée des accès. S'il existe des complications, il faut les combattre par des moyens appropriés, tels que les sangsues, les bains de pied et de doux purgatifs.

BLÉNORRHAGIE.

(*Gonorrhée.*)

Prenez : Baume de copahu , 2 onces.
Opium bien pur , 4 grains.
Acide sulfurique , 6 gouttes.
Gomme arabique en poudre, quantité suffis.

Faités-en un mélange épais de consistance d'opiat. Divisez en prises d'un gros chaque.

Le malade doit en prendre le premier jour un gros , matin et soir , dans de l'hostie ou un pruneau. Le second jour, il en prendra trois gros, en trois fois différentes, et à quatre heures d'intervalle, et ainsi de suite pendant une dizaine de jours, lors même que l'écoulement aurait tout-à-fait disparu. Si pendant l'usage de ce traitement il survenait de l'irritation à l'estomac ou des effets purgatifs trop prononcés, on le suspendrait pendant quelques jours, pour recommencer plus tard.

Avant d'employer cette préparation, il est prudent, lorsque les symptômes inflammatoires sont trop violents, de faire une ou deux applications de sangsues à l'anus, ou aux parties génitales, tout le long du canal, afin de remédier à la douleur et d'opérer un dégorgement salutaire.

Ainsi administré, ce médicament jouit d'une efficacité à peu près certaine. Il n'est pas très rare d'obtenir la guérison dans un espace de cinq à six jours. Il est fâcheux que le goût en soit aussi désagréable, car beaucoup de malades ne peuvent vaincre la répugnance qu'il leur inspire. Quelques médecins n'en font point usage, à cause des accidents qu'il détermine parfois dans l'estomac et les intestins. Ces craintes sont un peu exagérées , et les personnes prudentes parviendront toujours à éviter ces accidents si elles agissent avec précaution, et en ayant égard à leur constitution. La seule attention qu'il faille avoir dans cette circonstance consiste à diminuer les doses, ou bien à les suspendre pour quelques jours.

AUTRE.

Prenez : Baume de copahu ,	1 once.
Poivre cubèbe en poudre ,	1 once.
Sang dragon ,	1 once.
Ecorce de grenade.	1 once.
Résine de cachou ,	1 once.

Faites un mélange exact, que l'on mouillera , si la chose est nécessaire, avec un peu de sirop de gomme , jusqu'à consistance d'opiat épais ; divisez ensuite en prises d'un gros chaque.

Cette préparation doit être prise de la même manière que la précédente, et avec les mêmes précautions. Son efficacité est à quelque chose près semblable. Beaucoup de médecins lui donnent la préférence, parce que le goût en est moins désagréable.

AUTRE.

Prenez : Eau distillée de menthe,   2 onces.
Alcohol à 22 degrés,   2 onces.
Baume de copahu,   2 onces.
Sirop de capillaire,   2 onces.
Esprit de nitre dulcifié,   1 gros.
Eau de fleurs d'oranger,   1 gros.

Mêlez exactement en broyant le baume avec l'alcohol, et ajoutez les autres substances.

Le malade doit prendre trois cuillerées à bouche de ce mélange par jour, savoir, le matin, à midi, et le soir. Il continuera ainsi pendant dix à douze jours, en ayant soin d'agiter la bouteille chaque fois qu'il voudra s'en servir.

Cette potion, connue depuis fort longtemps sous le nom de *potion balsamique de Chopart,* donne également lieu à des résultats aussi heureux que prompts, mais elle est très désagréable à prendre. Les malades qui ont l'estomac faible ou irrité doivent s'abstenir d'en faire usage, ou n'en prendre que des doses minimes et à des intervalles éloignés.

Le lecteur s'apercevra facilement que dans les trois formules que je viens d'indiquer, le baume de copahu est l'agent principal, à l'exception de la seconde, où il se trouve modifié et aidé d'une manière avantageuse par d'autres substances. Ces divers médicaments agissent tellement dans la majeure partie des cas, que je ne saurais trop recommander aux malades de vaincre leur répugnance et de subordonner leur volonté à la nécessité de guérir.

AUTRE.

Prenez : Poivre cubèbe en poudre, 1 once.
Gomme arabique, 1 gros.

Mélangez et divisez en prises de 25 grains.

Le malade doit en prendre quatre prises par jour, en commençant. Il en augmente ensuite successivement la dose. Un peu d'hostie humectée, une petite tasse d'infusion de fleurs de guimauve, ou même de l'eau pure, sont les intermédiaires que l'on emploie le plus ordinairement pour faire usage de cette poudre.

Ce médicament jouit depuis environ deux ans d'une très grande vogue dans le traitement de la gonorrhée, ainsi que le baume de copahu, auquel on l'associe avantageusement, en ayant la précaution d'employer deux parties de cubèbe pour une de baume. Leurs qualités irritantes ont engagé des médecins, afin d'éviter les accidents, à les prescrire en lavement, à la dose d'un ou deux gros dans quatre onces d'eau de racine de guimauve. Les malades doivent alors faire tous leurs efforts pour ne pas rendre le lavement, ou du moins le garder le plus long-temps possible. Quelques observations semblent témoigner en faveur de ce nouveau mode d'administration, mais je pense qu'il est sage d'attendre encore avant d'établir sa conviction. En médecine, les plus brillantes théories doivent toujours céder à la puissance des faits bien constatés.

BRULURES.

Prenez : Pulpe de pomme-de-terre crue, quantité suffisante.

Faites un cataplasme un peu épais, qu'on arrosera au moment de son application avec quelques gouttes d'extrait de saturne ; couvrez-en la partie brûlée, et renouvelez toutes les vingt minutes.

Ce cataplasme doit être employé à l'instant même de la brûlure et lorsque la peau n'est pas encore privée de son épiderme. Il agit comme résolutif, en raison de la grande quantité d'humidité froide qu'il contient. L'eau de puits, la glace pilée, la neige, ou tout autre corps très froid, produiraient le même résultat, en ayant soin de les changer souvent et d'en continuer l'usage pendant quatre ou cinq heures, selon l'étendue et l'intensité de la brûlure. Lorsque la cloche est formée, on peut encore employer ces mêmes moyens, mais alors il faut avoir l'attention de faire sortir le liquide qui s'est formé dans la cloche, sans enlever l'épiderme. De cette manière, on provoque ordinairement l'avortement de l'inflammation, la cessation de toute douleur, et la dessiccation s'opère en très peu de temps.

Le succès est d'autant plus assuré que la brûlure a moins d'étendue, et que la partie n'a éprouvé qu'une simple rougeur plus ou moins forte. S'il existait une véritable désorganisation des chairs, ce cataplasme serait insuffisant, et l'on devrait avoir recours à des moyens plus actifs et appropriés à la circonstance.

AUTRE.

Prenez : Huile d'olive,   2 onces.
Cire blanche ,   demi-once.
Sous-carbonate de plomb,   demi-once.
Miel commun ,   3 gros.
Eau-de-vie ,   15 gouttes.

Faites fondre au bain-marie en agitant avec une spatule de bois, et conservez dans un pot.

Cette pommade réussit pafaitement à opérer la dessiccation des plaies résultant de brûlures étendues. Pour cela faire on recouvre soir et matin la partie malade avec un tampon de charpie enduit de ce mélange, et, à chaque pansement, on lave légèrement avec de *l'eau de Goulard*. Il ne faut s'en servir que lorsque la douleur est peu vive, que toute inflammation est dissipée, et que malgré cela la suppuration reste abondante et de mauvaise nature. Je suis d'autant plus fondé à prescrire l'emploi de cette pommade , que tout le monde sait combien sont longues à se cicatriser les plaies par brûlures. Je la crois infiniment préférable à tout autre moyen.

CALCULS URINAIRES.

(*Pierre.*)

Depuis la belle invention de M. *le docteur Leroy d'Étioles*, mise en pratique par le docteur *Civiale*, dans le traitement des malades atteints de la pierre, l'humanité n'a plus à gémir aussi souvent sur les pertes douloureuses qui frappaient les familles dans ce qu'elles ont de plus cher. La *lithotritie* fait le plus grand honneur à la chirurgie moderne , elle est également un de ses plus beaux titres à la reconnaissance publique.

Pendant que nos opérateurs exploitent avec avantage et succès un nouveau procédé, dont le mérite consiste, en grande partie, il faut bien le dire, dans la fabrication d'instruments aussi ingénieux que bien exécutés, la thérapeutique n'est pas restée stationnaire. Elle fournit aujourd'hui à la médecine un médicament bien simple qui compte déjà de nombreux succès. Sans doute il ne réussit pas dans tous les cas, mais on ne saurait sans injustice nier les services qu'il a rendus et ceux qu'il peut rendre encore. M. le professeur *Robiquet* est, je crois, le premier qui ait pressenti son utilité, malgré les réclamations de plusieurs médecins toujours à la piste des découvertes nouvelles, et qui ont cherché à s'en attribuer l'honneur.

Prenez : Bicarbonate de soude, 2 gros.
Eau commune, 2 livres et demie.

Le malade doit prendre cette boisson par verres, et à la dose d'une ou deux pintes par jour. L'usage en sera continué un ou deux mois, et même plus long-temps, si la chose est nécessaire.

La guérison est d'autant plus probable que la pierre est moins ancienne, peu volumineuse, d'une consistance molle, et qu'elle se trouve en tout ou partie formée d'*acide urique*. Pendant l'emploi de ce médicament, le malade doit suivre un régime doux et humectant, et observer strictement un genre de vie basé sur les règles hygiéniques.

Je pourrais citer ici, en faveur de la solution du bicarbonate de soude, le témoignage d'un confrère digne de foi, qui, en moins d'un an, est parvenu à guérir six calculeux dont plusieurs étaient atteints depuis long-temps et s'étaient constamment refusés à subir toute opération. J'en ai moi-même constaté les bons effets sur un malade tourmenté de coliques des reins, dont chaque crise se terminait par l'expulsion de plusieurs graviers. La personne n'a éprouvé aucune rechute depuis huit mois; ses urines sont claires et limpides, et sa santé parfaite. J'engage donc les médecins à ne pas négliger l'emploi d'un médicament qui est susceptible de rendre les plus grands services à l'art de guérir.

CATARRHE VÉSICAL ANCIEN.

Prenez : Térébenthine de Venise, 1 once.
Miel de Narbonne,   4 onces.

Faites un mélange exact et conservez dans un vase couvert. La dose, en commençant, est d'un demi-gros, soir et matin ; on la porte successivement à un, deux, trois et même quatre gros. Le malade, après chaque prise, doit boire un demi-verre de tisane de chiendent ou de graine de lin sucrée.

Ce médicament, actuellement d'un usage général dans l'un des plus vastes établissements de la capitale, y produit les plus heureux résultats. L'état de l'ancienneté de la maladie exige que l'on prolonge le traitement quelquefois pendant des mois entiers, afin d'arriver à une parfaite guérison. Ce qu'il y a de bien certain, c'est qu'au moyen de la térébenthine on est parvenu à détruire des catarrhes vésicaux très anciens, et qui avaient résisté à tout autre médicament. Je n'ai pas besoin de faire observer que, dans le cas où la maladie serait produite ou entretenue par une cause mécanique, telle qu'une pierre, il serait inutile d'en tenter la guérison avant l'extraction de ce corps étranger.

COLIQUE DE PLOMB.

Deux méthodes principales sont employées dans le traitement de la colique de plomb ou colique des peintres. Toutes deux comptent de nombreux succès, et sont fondées sur des préceptes dont il est difficile de se rendre raison. La première, très ancienne, tont-à-fait empirique, est connue sons le nom de *méthode de la charité*. L'action éminemment irritante et purgative des substances sur lesquelles elle est basée rend toute explication impossible, ou du moins ne donne lieu qu'à des raisonnements hypothétiques ou insignifiants. Tout ce qu'on peut dire de mieux en sa faveur, c'est qu'elle réussit dans la majeure partie des cas, et qu'elle est encore la seule en usage dans divers hôpitaux de Paris. Elle n'est pas cependant exempte de danger, et dans quelques circonstances elle détermine des accidents graves, auxquels il n'est pas toujours facile de remédier.

La seconde méthode est toute nouvelle, et n'a été publiée que dans ces derniers temps, par M. le docteur *Rauque*, médecin en chef de l'Hôtel-Dieu d'Orléans. Beaucoup plus rationnelle que la première, elle est fondée sur une théorie ingénieuse, que du reste il ne m'appartient pas de juger. Elle paraît agir comme révulsive et calmante tout à la fois. Sans aucun danger pour l'avenir des malades, beaucoup moins compliquée que la première, son efficacité lui est bien supérieure, puisque, comme je le dirai plus loin, son auteur ne compte encore aucun non-succès. Je vais les exposer toutes les deux, en commençant par la méthode de la Charité, comme la plus ancienne : 1° Lorsque la maladie est récente (et il est très important de l'attaquer dès son début), on donne au malade un lavement avec une suffisante quantité de gros vin et d'huile de noix battus ensemble. Une ou deux heures après, on en donne un autre composé ainsi qu'il suit :

2° *Prenez :* Séné mondé, 2 gros.
Électuaire diaphénix, 1 once.
Électuaire bénédicte laxatif, 4 gros.
Miel de mercuriale, 2 onces.

On fait bouillir toutes ces substances dans une chopine d'eau, et l'on passe la liqueur à travers une chausse ou un linge. Après l'effet de ce lavement, on répète celui d'huile et de gros vin.

3° Le jour suivant on fait vomir le malade avec trois ou quatre grains d'émétique en lavage. Aussitôt après l'effet du vomitif, on lui fait prendre un gros de thériaque avec un grain d'opium.

4° Le troisième jour, on redonne les lavements, et l'on fait vomir de nouveau.

Le quatrième jour on administre le purgatif suivant :

5° *Prenez :* Séné mondé, 1 once.
Tamarins, 1 once.
Sulfate de magnésie, 1 once.
Crème de tartre soluble, 2 onces.

Faites bouillir le tout dans une pinte d'eau, pendant dix à douze minutes, passez et faites fondre ensuite dans la liqueur :

Electuaire diaphénix,   4 gros.
Sirop de nerprun,   4 gros.

On donne cette médecine en plusieurs verres, à une heure d'intervalle les uns des autres et dans la matinée.

On continue chaque jour l'usage des lavements indiqués, et le soir le gros de thériaque avec le grain d'opium, en y joignant la tisane suivante :

6° *Prenez :* Bois de gayac.   4 gros.
Bois de sassafras,   4 gros.
Racine de squine,   3 onces.
Racine de salsepareille,   3 onces.
Racine de bardane,   3 onces.

On met le tout pendant douze heures dans un vase de terre vernissée et dans trois chopines d'eau qu'on fait bouillir et réduire à deux.

Le malade doit en boire plusieurs verres par jour. Si ses forces en sont trop affaiblies, on lui fait prendre, toutes les heures, une cuillerée de la potion suivante :

7° *Prenez :* Eau de mélisse sim-
ple,   1 once.
Eau de chardon bénit,   1 once.
Eau des trois noix,   2 onces.
Confection d'hyacinthe,   3 gros.
Sirop d'œillets,   1 once.

Si la maladie a été attaquée dès son début, on obtient assez ordinairement la guérison dans l'espace de huit à dix jours. Dans le cas ou les douleurs ne seraient pas entièrement calmées, on continue le traitement dans l'ordre que je viens d'indiquer, en ayant soin d'administrer les purgatifs à des époques rapprochées les unes des autres.

On ne peut se dissimuler que ce traitement, malgré ses succès, est susceptible d'occasioner quelquefois des accidents graves.

AUTRE.

Méthode de M. le docteur Ranque. Ce traitement se compose de quatre parties principales et bien distinctes les unes des autres.

1° *Prenez :* Diachilon gommé,   demi-once.
Thériaque,   demi-once.
Masse emplâtre cigüe,   2 onces.
Camphre en poudre,   1 gros.
Souffre en poudre,   demi-gros.

Faites un mélange du tout, à un feu très doux ; étendez ensuite sur une peau blanche de la grandeur du ventre ; unissez en la surface et saupoudrez avec les poudres suivantes bien mélangées :

Camphre,   1 gros et demi.
Tartre stibié,   1 gros et demi.
Fleurs de souffre,   demi-gros.

Cet emplâtre doit être appliqué sur toute la surface du ventre, depuis le creux de l'estomac jusqu'à un pouce du pubis, et ne doit être séparé, sur les côtés, de l'application suivante, que d'un pouce environ :

2° *Prenez :* Masse emplâtre cigüe,   2 onces.
Diachilon gommé,   1 once.

Faites fondre à un feu doux, étendez

le mélange sur une peau blanche et saupoudrez avec :

Camphre,   1 gros.
Soufre,   1 gros.

Appliquez ensuite cet emplâtre sur les
reins, de manière à ce qu'il recouvre tout
l'espace compris entre l'avant-derrière ver-
tèbre dorsale et l'os sacrum.

3° *Prenez :* Eau distillée de lau-
   rier cérise,   2 onces.
Ether sulfurique,   1 once.
Extrait de belladone,   48 grains.

Broyez et faites un mélange avec lequel
on pratiquera des frictions deux fois par
jour sur les jambes et les cuisses du malade.
On aura le soin d'agiter la fiole chaque fois
qu'on voudra s'en servir. La dose pour chaque friction est d'environ deux cuillerées
à bouche pour les grandes personnes, et
moitié pour les jeunes gens.

4° *Prenez :* Teinture éthérée
   de feuilles de belladone,   20 gouttes.
Huile d'olive ou amendes dou-
   ces,   5 onces.

Mêlez et faites un lavement que vous donnerez à froid.

La boisson ordinaire du malade sera de l'eau d'orge coupée avec du lait, ou du petit lait clarifié et sucré avec le sirop de guimauve ou autres analogues.

L'emplâtre placé sur le ventre doit être retiré du moment où le malade se plaint de l'apparition des pustules. Si les coliques ne sont pas calmées dans les deux premiers jours, il sera remplacé par un nouveau.

L'emplâtre appliqué sur les reins peut être laissé en place cinq ou six jours sans inconvénient.

Le lavement sera répété chaque jour selon le besoin.

Les frictions seront exercées deux fois par jour.

Tel est le traitement mis en pratique par M. Ranque depuis fort long-temps et toujours avec succès. A l'appui de sa méthode, ce médecin possède plus de trois cents observations de guérison complète, dans l'espace de deux à huit jours de traitement. On ne sera pas étonné d'un aussi grand nombre de faits de ce genre, si l'on considère que la ville d'Orléans et ses environs possèdent une quantité assez considérable de fabriques et d'établissements où le plomb et ses diverses préparations sont maniées et d'un usage journalier.

COLIQUE NERVEUSE.

Prenez : Huile de ricin
    fraîche,   1 once et demie.
Sirop de limons,   demi-once.
Canelle en poudre,   10 grains.

Mêlez en agitant fortement la fiole et faites prendre au malade en une seule dose. Deux heures après on administre dans un verre d'eau sucrée :

Ether sulfurique,   15 gouttes.
Acide nitrique alcoolisé,   15 gouttes.

Le malade doit autant que possible garder le repos le plus absolu et conserver la même position, afin d'éviter le plus léger mouvement des intestins.

Malgré toutes ces précautions, la maladie résiste quelquefois d'une manière opiniâtre, pour cesser ensuite au moment où on s'y attend le moins. Le retour à la santé s'annonce presque toujours par un frisson qui commence entre les deux épaules et parcourt successivement toutes les parties du corps.

COLIQUE VENTEUSE.

Prenez : Thériaque,	1 gros.
Poudre d'angélique,	15 grains.
Poudre de calamus aromaticus,	15 grains.
Anis pulvérisé,	20 grains.
Castoreum,	8 grains.
Sirop de menthe,	quantité suffis.
Sirop de fleurs d'oranger,	quantité suffis.

Mêlez exactement toutes ces substances et divisez la masse en vingt-quatre pilules égales. Le malade doit en prendre trois chaque fois, de cinq en cinq heures, et aider l'effet du remède par quelques tasses d'une infusion légère de feuilles de mélisse sucrée.

Cette maladie, que beaucoup de personnes confondent aujourd'hui avec des inflammations du ventre (car où ne voit-on pas des inflammations), en diffère essentiellement par sa nature et son traitement. Elle cède promptement aux moyens qu'on lui oppose ; mais ses récidives sont très fréquentes ; le moindre écart de régime suffit pour les faire naître. Cette facilité avec laquelle la colique venteuse paraît et disparaît est un puissant motif invoqué par les médecins prétendus *physiologistes*, qui ne manquent pas d'affirmer qu'ils ont fait avorter une gastrite par une simple application de sangsues.

CONSTIPATION.

Prenez : Lait,   1 livre.
Cassonade grise ,   1 once.
Miel de mercuriale ,   demi-once.

Préparez, suivant la règle ordinaire, un lavement qui doit être administré de préférence le matin. Il faut en répéter l'usage pendant quelques jours, afin d'arriver à un résultat durable.

Ce moyen convient particulièrement aux individus tourmentés depuis long-temps par des constipations opiniâtres qui ont résisté aux médicaments ordinaires.

CONTUSIONS.

Prenez : Racine fraîche de vigne de Judée, bien écrasée, quantité suffisante pour faire un cataplasme que l'on applique froid sur la partie malade. Renouvelez-le au bout de sept ou huit heures.

Il est rare qu'en moins de 24 ou 5o heures, la peau, de livide qu'elle était, n'aît pas repris sa couleur naturelle, quelle que soit la gravité de la contusion. A mesure que la résolution s'opère, la douleur et le gonflement se dissipent comme par enchantement.

Quelques heures après la première application, le malade éprouve des élancements violents dans la partie malade. Ce sont les indices du travail qui commence à s'établir et des efforts que fait la nature pour se débarrasser de l'obstacle qui est venu momentanément entraver sa marche.

Ce remède est applicable dans tous les cas où il apparaît du sang extravasé à une place quelconque, par cause inconnue ou connue.

COQUELUCHE.

Prenez : Racine de belladone,　　　8 grains.
　Sucre blanc pulvérisé,　　　　　　2 gros.

Mêlez exactement et divisez en 32 prises bien égales. Chaque prise contient un quart de grain de belladone.

Il faut en donner une prise aux enfants d'un an et au-dessous, en vingt-quatre heu-res, et dans une cuillerée d'eau ; deux prises aux enfants de deux ans et au-dessous, dans le même espace de temps et en deux doses. Quatre prises à ceux de trois ans et au des-sus. Après trois ou quatre jours de l'usage de cette poudre, on peut en élever un peu la dose, mais il faut le faire avec prudence, et avoir toujours égard à l'âge du jeune ma-lade.

Ce remède est parfaitement indiqué dés le début de la maladie; et, employé à temps, avec les précautions réquises, il parvient le plus souvent à détruire la coqueluche en très peu de temps, quelle que soit d'ailleurs la gravité des symptômes.

AUTRE.

Prenez : Extrait de laitue vireuse, 10 grains.
Magnésie calcinée ,   1 scrupule.

Mêlez très exactement et divisez en trente prises égales.

Il faut en donner trois prises par jour aux enfants d'un à deux ans, à quatre heures d'intervalle les unes des autres. Au-dessous de cet âge, la dose est d'une prise toutes les trois heures, dans une cuillerée à bouche d'eau ou de bouillon.

Cette poudre ne doit être employée qu'après la cessation ou la diminution des symptômes inflammatoires, c'est-à-dire dans la deuxième période de la maladie. Beaucoup de médecins en ont retiré de grands avantages, et l'ont recommandée d'une manière toute spéciale. Ses succès sont d'autant plus assurés que la maladie suit une marche lente et irrégulière.

AUTRE.

Prenez : Tartre stibié ,   demi-gros.
Axonge ,   2 gros.

Mêlez en broyant dans un mortier de verre ou de porcelaine.

Cette préparation, connue sous le nom de *pommade du docteur Autenrieth*, s'emploie de la manière suivante :

On en prend une portion de la grosseur d'une noisette, et l'on pratique des frictions sur la partie du ventre située au-dessus du nombril ; on continue ainsi chaque jour, jusqu'à l'apparition de pustules assez semblables aux boutons de petite vérole. Lorsqu'elles sont tombées en suppuration, on panse avec de la charpie enduite de cérat simple.

CREVASSES AUX SEINS DES NOURRICES.

Prenez : Blanc de baleine,	3 gros.
Huile d'œuf,	5 gros.
Amidon en poudre,	demi-gros.
Eau de roses,	1 gros.

Faites une pommade avec laquelle on pratiquera quelques légères frictions chaque fois que l'enfant aura tété. On aura le soin, avant de présenter le sein, de le nettoyer exactement, afin de ne pas dégoûter le nourrisson, et de prévenir la rancidité du corps gras.

AUTRE.

Prenez : Poudre de bois,   demi-gros.
Gomme arabique,   demi-gros.
Colophane,   1 scrupule.

Mélangez exactement.

Après avoir lavé le sein malade avec un peu d'eau de guimauve, on saupoudre légèrement les crevasses avec une petite quantité de cette poudre.

AUTRE.

Faire usage des bouts de seins artificiels inventés par madame *Breton*, sage-femme, rue du Faubourg-Montmartre, n° 52, à Paris.

Ces instruments, aussi ingénieux que bien exécutés, remplissent parfaitement le but auquel ils sont destinés, et n'occasionent aucune douleur dans leur application ; ils entretiennent les seins dans un état de mollesse convenable, préviennent leurs gerçu-

5

res et contribuent puissamment à leur guérison, si déjà elles existent.

DANSE DE SAINT-GUY.

Prenez : Chénopodium ambro-
    sioïdes ou thé du Méxique,   3 gros.
Eau commune,   10 onces.

Faites infuser pendant une demi-heure
et tirez à clair.

On fait prendre cette liqueur au malade
en trois ou quatre tasses dans la journée, ou
bien on lui en administre une forte cuillerée
à bouche toutes les heures. Cette substance,
que l'on associe avantageusement au quinquina, ou à la menthe poivrée, s'administre également en poudre : la dose est alors
d'un demi-gros ou d'un gros dans un peu de
confiture. Il faut en continuer l'usage pen-
un mois ou cinq semaines.

Le professeur allemand *Plenck* est le premier qui ait constaté les bons effets de ce
médicament dans le traitement de la danse
de Saint-Guy. D'autres médecins ont répété
ses expériences, et tous s'accordent à en
louer l'heureuse efficacité.

AUTRE.

Prenez : Extrait de belladone,　　1 grain.
Eau distillée de feuilles d'oranger,　4 onces.

A prendre en une ou deux doses dans la journée, suivant l'âge de l'enfant. Il faut en continuer l'usage pendant un mois ou cinq semaines.

AUTRE.

Prenez : Extrait aqueux d'opium,　1 gros.
Camphre en poudre,　　　　1 gros et demi.
Musc,　　　　　　　　　2 scrupules.
Nitrate d'argent fondu,　　　6 grains.
Sirop d'assafétida,　　　quantité suffis.

Mêlez en broyant et faites une masse que vous diviserez en 96 pilules.

En commençant le traitement, on en donne une matin et soir. Plus tard, la dose peut être portée à trois ou quatre par jour. On fait prendre en même temps quelques tasses d'une tisane calmante. M. le docteur *Mérat* assure avoir guéri, avec ces pilules, plusieurs malades atteints de la danse de Saint-Guy, et de maladies vénériennes très anciennes.

AUTRE.

Prenez : Camphre en poudre ,   5o grains.
Assafétida ,   5o grains.
Jaune d'œuf ,   la moitié.

Faites foudre dans quatre ou cinq onces d'infusion de fleurs de camomille ro-
maine , pour faire un lavement qu'on administre au malade tous les matins pendant
une quinzaine de jours.

DARTRES REBELLES.

Prenez : Mercure revivifié
  du cinabre ,   5 gros.
Sel marin ,   2 onces.
Eau commune ,   4 livres.

Mettez ces substances dans une grande
bouteille de verre fort, et agitez pendant
trois heures, en roulant le vase sans inter-
ruption.

Le malade boira tous les matins à jeûn en
plusieurs fois une demi-bouteille de ce mélange. Le mieux commence ordinairement
à se manifester au bout de quinze jours ou
trois semaines. Quelque succès qu'on ait

obtenu, la prudence veut que l'on en continue l'usage pendant trois ou quatre mois. Ce terme paraîtra long a beaucoup de personnes ; mais si l'on réfléchit à la ténacité de cette maladie , qui , malgré le traitement le mieux combiné, dure souvent des années entières , on cessera d'en être étonné. Je puis assurer d'ailleurs que ce remède mérite toute confiance, car ses bons effets reposent sur des exemples bien avérés et à l'abri de toute contestation.

AUTRE.

Prenez : Sulfure d'antimoine,   20 grains.
Miel de Narbonne   1 once.

A prendre en trois fois dans le courant de la journée , et continuer ainsi pendant six semaines ou deux mois.

AUTRE.

Prenez : Extrait d'aconit napel, 1 scrupule.
Sublimé corrosif,   2 grains.
Broyez long-temps dans un mortier en verre pour opérer un mélange exact, et divisez en dix-huit pilules égales.

5.

Ces pilules, connues sous le nom de *pilu-les du docteur Double*, se donnent à la dose de deux ou trois par jours. Tous les dix jours on augmente d'une pilule.

Quelle que soit celle de ces prescriptions à laquelle on donne la préférence, il est con-venable d'en seconder l'effet par l'emploi des tisanes amères, telles que la décoction de douce-amère, de racine de bardanne, de gentiane; les bains tièdes, de Baréges, de vapeurs simples ou sulfureux, les fumiga-tions aromatiques, au cinabre, etc.

DIARRHÉE DES ENFANTS.

Prenez : Alumine précipitée de
l'alun par le carbonate de potasse, et en suite bien lavée et
desséchée,   48 grains.
Gomme arabique en poudre   48 grains.
Sucre en poudre,   demi-once.
Opium,   2 grains.

Mêlez et divisez en cinq prises égales.

Il faut en donner, matin et soir, une prise au jeune malade, dans deux cuillerées à bouche d'eau commune, et continuer pen-dant huit ou dix jours.

La préférence accordée à l'alumine sur la magnésie, la baryte, la chaux, etc., est fondée sur le peu d'action purgative dont elle jouit. Un fait bien constant, c'est que l'alumine préparée comme je viens de l'indiquer arrête promptement la diarrhée, tandis que les autres terres alcalines ne font que l'augmenter. Pendant son emploi, il faut éviter avec soin les aliments et préparations médicamenteuses acides.

DIARRHÉE CHRONIQUE DES GRANDES PERSONNES.

Prenez : Thériaque,	1 once.
Diascordium,	1 once.
Conserve de berberis,	1 once.
Cachou,	2 gros.
Sirop de tolu,	quantité suffis.

Mélangez, et faites une pâte de la consistance du miel.

La dose est de deux gros, matin et soir, dans deux cuillerées de vin de Bordeaux généreux.

Cette préparation convient parfaitement aux individus convalescents de longues maladies, chez lesquels la diarrhée n'est entretenue que par un état de faiblesse générale, ou une mauvaise disposition de l'estomac. Elle peut également devenir avantageuse sur la fin d'une inflammation de bas-ventre; mais alors il faut que les symptômes inflammatoires soient très modérés.

DYSENTERIE.

Prenez : Potion gommeuse
    ordinaire,   4 onces.
Sulfate de magnésie,   demi-once.

A prendre par cuillerées à bouche en vingt-quatre heures.

On fait prendre au malade, dans ce même espace de temps, un lavement d'eau d'amidon, auquel on ajoute trois ou quatre gros de sulfate de soude. La boisson ordinaire consiste en quelques tasses d'une décoction de riz acidulée avec un peu d'eau de rabel.

Le traitement doit être continué chaque jour, jusqu'à parfaite guérison.

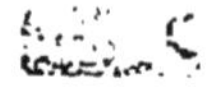

DYSPEPSIE.

(Digestions difficiles.)

Prenez : Bicarbonate de
  soude,   1 gros.
Sucre cristallisé,   1 once et demie.
Mucilage de gomme adra-
  gant.   quantité suffis.

Opérez un mélange parfaitement égal, et faites des pastilles de huit à dix grains de pesanteur.

La dose est de deux pastilles par jour, une un quart d'heure ou demi-heure avant le dîner, et la seconde une demi-heure après. Après un certain laps de temps, on peut en prendre trois, et même quatre. Il est convenable de boire après chaque pastille un demi-verre d'eau pure ou sucrée.

Ces tablettes, connues sous le nom de tablettes de *Darcet* ou de *Vichy*, ont l'excellente propriété d'exciter l'appétit, de stimuler légèrement l'estomac, et de précipiter la digestion. Elles conviennent aux personnes affaiblies par l'âge, les maladies ou toute autre cause nuisant à la digestion. Elles sont également très recherchées par les gastronomes qui ont l'estomac, fatigué et détérioré par les aliments de haut goût.

ENGELURES.

Prenez : Baume de fioraventi,   4 onces.
Acide hydro-chlorique,   32 gouttes.

Le malade frottera légèrement , soir et matin , les parties malades , avec une forte cuillerée à bouche de ce mélange, et les recouvrira ensuite d'une compresse imbibée de la même liqueur.

Ce frictions doivent être employées au début de la maladie, ou tout au moins avant que la peau ne soit entamée. Quatre ou cinq jours suffisent le plus ordinairement pour l'entière guérison. Dans le cas où il existerait déjà des ulcérations, il faudrait s'abstenir d'en faire usage.

AUTRE.

Prenez : Huile d'olive,   2 onces.
Cire blanche,   2 gros.
Pierre calaminaire porphyrisée ,   2 gros.

Faites fondre la cire dans l'huile au bain marie ; quand la masse aura pris un peu de consistance, ajoutez la pierre calaminaire. Agitez long-temps, afin que le mélange soit parfait.

Cette pommade ne sera employée que lorsque les engelures auront passé à l'état d'ulcération.

La manière de s'en servir consiste à en étendre une petite partie sur de la charpie, et d'en recouvrir ensuite la surface ulcérée. Le pansement est renouvelé toutes les vingt-quatre heures.

AUTRE.

Le remède suivant convient aussi bien dans les cas d'engelures ulcérées que dans ceux où elles ne le sont pas. L'ancienneté de la maladie, la violence de l'inflammation et de la douleur, ne nuisent en rien à ses bons effets. Pour procéder avec méthode à son application, on commence par recouvrir les parties malades d'une ou de plusieurs compresses enduites de cérat. Par-dessus on pose une masse assez considérable de charpie imbibée *d'oxide* de *chlorure de sodium* à trois degrés. Il faut avoir l'attention de tenir les pièces d'appareil constamment humides. Suivant que la douleur sera plus ou moins vive, on affaiblira ou augmentera la dose de chlorure de sodium.

A l'aide de ce médicament on parvient presque toujours à guérir les engelures non ulcérées en cinq ou six jours, et les autres dans la quinzaine.

ENGORGEMENT DES SEINS.

Prenez un cataplasme de farine de graine de lin mêlée de râpures de carottes, et humectée avec le suc de ces mêmes carottes, de la grandeur de la partie qu'on veut recouvrir. Le cataplasme étant cuit et bien chaud, mêlez-y un peu de saindoux (demi-once environ), afin de le rendre gras et de l'empêcher de se refroidir trop promptement. Au moment de l'appliquer, on recouvre sa surface d'une demi-once ou d'une once de poudre de ciguë. Il sera renouvelé matin et soir et continué pendant huit ou dix jours.

- Feu M. le professeur *Hallé* assure avoir toujours retiré, dans sa longue pratique, les résultats les plus constants et les plus avantageux de l'emploi de ce médicament. D'après cet illustre maître, les douleurs aiguës cessent en très peu de jours, et la circonférence engorgée se dissipe comme par enchantement.

AUTRE.

Prenez : Fucus helmin-
    thocorton,   1 gros et demi.
Eau bouillante,   1 livre.

Faites infuser à chaud pendant 24 heures. Passez ensuite à travers un linge fin.

A prendre à la dose de quatre cuillerées à bouche, quatre fois par jour, et continuer pendant deux mois et demi ou trois mois. Il arrive quelquefois que cette quantité fatigue l'estomac : dans ce cas on peut diminuer les doses d'une ou deux cuillerées. Le premier effet favorable de cette préparation est de produire des taches vertes sur les excréments. Ce phénomène a lieu au bout de dix à douze jours au plus. Si l'on se trouvait

6

obligé d'avoir recours à une douce médecine, le mieux est de faire prendre trente grains de rhubarbe et trente grains de sulfate de potasse dans un peu d'eau.

Le sein malade ne doit être recouvert d'aucun médicament. Il faut seulement le maintenir dans un état de chaleur modérée. La douleur et les élancements disparaissent ordinairement au bout de cinq ou six semaines.

ÉPILEPSIE.

Prenez : Écorce de racine
  d'armoise séchée à l'ombre à une douce tempé-
  rature, et réduite en poudre très fine,   1 demi-gros.
Petite bierre chaude,   6 onces

A prendre en une dose, dans le cas où le malade sent approcher l'accès. Il se couchera immédiatement après, et se couvrira de manière à favoriser la transpiration, qui se manifeste presque toujours, et qui est d'un bon augure. La seconde dose, administrée au bout de 24 heures, sera de 48 grains. La troisième s'élèvera à un gros, et si, après ce temps , on est obligé d'y recourir de nouveau, on la portera à un gros et demi.

Le docteur allemand *Burdach* est le premier qui ait employé l'écorce de la racine d'armoise dans le traitement de l'épilepsie. Les essais de ce médecin furent si heureux qu'ils déterminèrent son compatriote *Wagner* et le professeur *Hufeland*, médecin du roi de Prusse, à les répéter sur un grand nombre d'épileptiques. La réussite surpassa tellement leur attente qu'ils s'empressèrent de faire connaître à leurs confrères tout le parti qu'on pouvait tirer désormais de l'administration de cette plante, à laquelle ils accordèrent les plus grands éloges.

La guérison est d'autant plus certaine que la maladie est moins ancienne. Lorsque la terminaison est heureuse, les fonctions du cerveau, naturellement affaiblies, reprennent peu à peu leur état primitif. L'ancienneté du mal n'est cependant point une cause de non-succès, pas plus que la multiplicité et le rapprochement des accès. Il ne faut pas se dissimuler néanmoins que, si l'épilepsie tenait à une lésion profonde du cerveau, la réussite serait beaucoup plus douteuse, ou se bornerait à une diminution du nombre et de la violence des accès.

AUTRE.

Prenez : Nitrate d'argent fondu, 4 grains.
Extrait aqueux d'opium , 4 grains..
Mie de pain blanc, 1 gros.
Sirop de chicorée, quant. suffis.

Mélangez très exactement, et divisez la masse en vingt-quatre pilules.

Le malade prendra une de ces pilules matin et soir. Au bout de quatre ou cinq jours, il augmente la dose du double, et ainsi de suite, mais de manière à ne pas dépasser le nombre de six ou sept pilules par jour. Ce traitement exige de la prudence et de la persévérance ; il faut le continuer long-temps si l'on veut en obtenir du succès. Son action est extrêmement lente, et donne lieu parfois à de légers accidents qui obligent à le discontinuer pendant quelques jours. On ne doit l'employer que chez des sujets dont l'appareil digestif est sain dans toute son étendue. Il y a beaucoup plus de

probabilité de succès chez les jeunes gens
que chez les vieillards, chez les femmes que
chez les hommes. Cette différence tient sans
doute à l'état du système nerveux plus im-
pressionnable chez les premières.

FIÈVRES INTERMITTENTES.

Prenez : Quinquina rouge en
    poudre,   2 onces.

Divisez en prises d'un gros chaque.

La malade doit en prendre le premier
jour, dans l'intervalle d'un accès à l'autre,
six prises, à deux heures d'intervalle,
dans un peu de vin blanc coupé avec de
l'eau, le second jour quatre, et deux les
jours suivants.

Cette dose suffit le plus communément
pour faire disparaître la fièvre, qu'elle soit
quotidienne, *tierce*, *quarte*, etc.

Une remarque fort importante, c'est de
commencer l'usage du quinquina à une époque rapprochée de celle où doit survenir la
fièvre, mais avant qu'elle ne se soit mani-
festée, de manière à ce que la dernière dose
du médicament soit prise une heure avant

le début de l'accès présumé. On a aussi remarqué que, si, au lieu de donner d'abord le quinquina à haute dose, on se borne à ne l'administrer que par petites fractions, la fièvre, loin de diminuer, n'acquiert que plus de force, et devient beaucoup plus difficile à détruire : c'est une chose qu'il ne faut pas perdre de vue, de même que d'en continuer l'usage quelques jours après son entière disparition, afin de prévenir toute rechute.

La grande amertume de cette substance fait que quelques malades ne peuvent pas l'avaler ; chez d'autres, elle excite des vomissements et des irritations plus ou moins fortes. La quantité de chaque dose, son amertume et la répugnance qu'elle inspire, sont autant d'obstacles difficiles à vaincre. Pour y remédier, il devient infiniment préférable d'employer le principe actif du quinquina, dégagé de tout autre corps étranger, et connu sous le nom de *quinine* ou de *sulfate de quinine*, suivant qu'il se trouve combiné ou non avec l'acide sulfurique. Ce sel, dont la découverte est due à M. *Pelle-*

tier, pharmacien distingué de la capitale, possède toutes les propriétés du quinquina, et lui est même supérieur ; il offre le grand avantage, par son petit volume, de pouvoir être administré sous la forme qu'on désire, sans aucun dégoût pour les malades. Je vais transcrire quelques unes des formules dans lesquelles on peut l'employer avec succès.

Prenez : Sulfate de quinine,   8 grains.
Eau distillée de tilleul,   4 onces.
Sirop de guimauve,   1 once.

Faites une potion à prendre par cuillerées à bouche d'heure en heure, et dans l'intervalle d'un accès à l'autre. Agitez la fiole chaque fois que vous voudrez vous en servir.

Prenez : Gomme arabique en
  poudre,   20 grains.
Sulfate de quinine,   10 grains.
Sirop de chicorée,   quantité suffis.

Pour faire cinq pilules que le malade prendra de deux en deux heures.

Prenez : Vin blanc de bonne
  qualité,   1 livre.
Sulfate de quinine,   10 grains.

Le malade en prendra deux cuillerées à
bouche toutes les quatre heures, et continuera pendant quatre ou cinq jours et plus
si le besoin l'indique.

FLEURS BLANCHES.

Prenez: Huile de succin rectifiée, 1 once.
Térébenthine de Venise,　　　1 once.

La malade prendra trois fois par jour
trente gouttes de ce mélange dans une
demi-cuillerée à bouche de sucre pilé, et
boira par-dessus un demi-verre de vin rouge. Au bout de quelques jours, on élèvera
successivement la dose, de manière à la
porter jusqu'à soixante gouttes, sans tou-
tefois dépasser ce nombre. Dans le cas d'accidents inflammatoires, on suspendrait ou
diminuerait la quantité pour recommencer
plus tard.

Cette préparation convient spécialement
aux femmes atteintes de fleurs blanches
anciennes, et elle doit être continuée un
mois ou cinq semaines pour en obtenir du
succès.

AUTRE.

Prenez : Solution de chlorure
  d'oxide de sodium ,   2 onces.
Eau commune ,   2 livres.

Pratiquez matin et soir des injections dans le vagin , au moyen d'une seringue à canule olivaire et en arrosoir. Cette opération sera continuée pendant quinze à vingt jours. On peut augmenter la dose du chlorure de sodium suivant le besoin ; mais il faut avoir l'attention de la diminuer ensuite progressivement les huit ou dix derniers jours. De cette manière on parviendra assez aisément à se débarrasser d'une maladie presque toujours rebelle et très incommode.

AUTRE.

Prenez : Oxide de zinc sublimé
  (fleurs de zinc),   1 once.
Eau de roses,   2 livres.

Pratiquez deux ou trois fois par jour des injections avec suffisante quantité de cette liqueur. Le succès est ordinairement si prompt que huit jours suffisent très souvent pour obtenir une entière guérison.

GALE.

Prenez : Soufre sublimé, 2 onces et demie.
Carbonate de potasse, 1 once et demie.
Graisse de porc récente, 8 onces.

Faites une pommade bien mélangée.

Avant de commencer le traitement, le malade prendra un bain tiède dans lequel il se nettoiera parfaitement le corps avec du savon vert. Le lendemain, il pratiquera trois frictions générales, à quatre heures d'intervalle, avec environ une once de pommade pour chacune. Le jour suivant, il reprendra un bain semblable au premier, et continuera les frictions le lendemain, et ainsi de suite pendant cinq ou six jours. Cet espace de temps est ordinairement suffisant pour obtenir une parfaite guérison. Le traitement sera terminé par un bain tiède simple.

AUTRE.

Prenez : Savon noir, 2 onces et demie.

Soufre sublimé, 2 onces et demie!
Axonge, six onces.
Racine d'ellébore en
    poudre, 2 gros.
Nitrate de potasse, 20 grains.

Mêlez en broyant dans un mortier.

Pratiquez toutes les six heures des frictions avec une once de cette pommade sur
toute la surface du corps. Après chaque
friction, le malade restera couché une
heure entre deux couvertures de laine.

Il est bien rare qu'au bout de trois jours
de traitement la guérison ne soit pas effec-
tuée. Un bain tiède devient une chose indispensable pour débarrasser la peau du corps
gras qui la recouvre, et lui rendre son élasticité première.

AUTRE.

Prenez : Eau commune, 1 livre et demie.
Sulfure de potasse, 4 onces.
Acide sulfurique, demi-once.

Faites fondre d'abord le sulfure de potasse dans l'eau ; ajoutez ensuite peu à peu
l'acide sulfurique et conservez dans une bou-

teille bien bouchée qu'on agitera au moment de s'en servir.

Le malade se frottera matin et soir avec environ deux onces et demie de cette liqueur, et continuera pendant dix à douze jours, terme suffisant pour la guérison. Pendant ce traitement il prendra un bain tiède de jour à autre.

Cette préparation, employée par M. le baron *Dupuytren*, jouit d'une efficacité incontestable ; mais elle présente aussi des inconvénients qu'il est à propos de faire connaître: 1° elle est irritante à un assez haut degré, et cause par cela même des cuissons douloureuses au moment de son emploi ; 2° son odeur fortement prononcée et très désagréable répugne à beaucoup de malades intéressés à ne pas faire connaître leur position; 3° sa grande énergie exige qu'on porte habituellement deux chemises, afin de préserver les autres vétements du contact du remède. La chemise de dessous ne sera pas changée pendant tout le cours du traitement, et doit être considérée comme sacrifiée.

Prenez : Huile d'olives
   ou d'amandes douces,   2 onces et demie.
Camphre,   2 gros et demi.
Huile essentielle de camo-
   mille,   10 gouttes.

Faites dissoudre convenablement le camphre dans l'huile et conservez pour l'usage.

Le malade doit opérer deux fois par jour des frictions sur toutes les parties du corps où il y a des boutons, avec quelques gouttes de cette liqueur, et continuer ainsi pendant quinze ou diz-huit jours.

Ce remède n'agit pas toujours d'une manière aussi certaine que les précédents, néanmoins il réussit dans beaucoup de cas. Si la guérison se fait attendre quelques jours de plus, il a par compensation l'avantage d'être plus doux dans ses effets, et de moins tourmenter le malade. Sous ce rapport il convient parfaitement aux femmes, aux enfants, ainsi qu'aux sujets délicats et nerveux.

GANGRÈNE ET POURITURE
D'HOPITAL.

Prenez d'alun calciné en poudre une suffisante quantité pour recouvrir entièrement la partie affectée de gangrène ou de pouriture d'hôpital.

M. le docteur *Sommé*, chirurgien en chef du grand hôpital civil d'Anvers, assure que, malgré le très grand nombre de malades atteints d'ulcères de mauvaise nature qu'il traite habituellement dans cet établissement, il est toujours parvenu à arrêter les ravages de la gangrène et de la pouriture d'hôpital au moyen de cette préparation. A la vérité il recommande d'en faire usage aussitôt que les accidents se manifestent, ce qu'il est facile de distinguer par la présence d'une ou plusieurs taches grises qui se manifestent spontanément à la surface des ulcères et des plaies. L'autorité de ce praticien doit être d'un grand poids dans cette occasion, puisqu'il exerce son art dans un pays froid, humide et marécageux, conditions favorables au développement de cet-

te maladie, qui pour toutes ces causes y est
presque en permauence.

AUTRE.

Prenez : Forte décoction de
 quinquina,   1 livre.
Solution de chlorure d'oxide
 de sodium à 3 degrés,   **1 once.**
Eau de vie camphrée,   demi‑once.

Lavez les parties gangrénées avec des
compresses imbibées de cette liqueur, et re‑
couvrez‑en la surface avec de la charpie
mouillée de la même manière. Les panse‑
ments doivent être renouvelés toutes les
quatre ou cinq heures.

GASTRITE CHRONIQUE.

(Inflammation ancienne de l'estomac.)

Prenez : Graine de moutarde
 blanche (sinapis alba),   5 onces.

Le malade prendra matin et soir trois
cuillerées à café de cette substance, en ayant
la précaution préalable de la faire tremper
pendant un quart d'heure dans un peu d'eau
chaude, et de ne pas la mâcher en l'avalant.

Ce médicament, d'un usage très répandu

en Angleterre, y obtient les plus heureux succès. Son importation en France est due à la philanthropie d'un riche personnage anglais jaloux de faire jouir notre pays d'une découverte aussi avantageuse. Il résulte des essais qui ont été faits jusqu'à ce jour que la graine de moutarde blanche administrée de la manière que je viens d'indiquer possède effectivement des propriétés efficaces contre la gastrite chronique, et détermine toujours, sinon une guérison radicale, du moins des modifications très heureuses.

GERÇURES, RIDES ET ROUSSEURS.

Prenez : Huile d'amandes douces, 1 once et demie.
Blanc de baleine, 1 gros.
Cire blanche, 2 gros.
Muriate suroxygéné de mercure, 6 grains.
Baume de la Mecque, 20 gouttes.
Teinture de beinjoin, 20 gouttes.

Faites fondre ensemble le blanc de baleine et la cire blanche; ajoutez le baume, le muriate et la teinture; battez le tout jusqu'à ce que la pommade qui en résultera ait acquis une blancheur éclatante. Conservez dans un pot pour .l'usage.

Il faut frotter les parties endommagées avec une petite quantité de cette pommade plusieurs fois par jour, et particulièrement le soir en se couchant. Ce remède est en grande réputation parmi le beau sexe. Il a l'heureux privilége, d'entretenir l'élasticité et la blancheur de la peau, de rendre au teint sa fraicheur naturelle, et, plus que tout cela, d'atténuer des ans l'irréparable outrage.

GOITRE.

Prenez : Alcohol à 35 degrés.,   1 once.
Iode pur,   48 grains.

Faites dissoudre et conservez dans un flacon bien bouché et recouvert d'un papier noir.

La dose est depuis cinq jusqu'à vingt gouttes trois fois par jour, dans un demi-verre d'eau avec du sucre ou du sirop de gomme. Il est prudent de commencer par cinq gouttes, et d'aller progressivement à dix, quinze, et vingt, *maximum* de la dose. S'il se manifeste quelques symptômes annonçant une irritation d'estomac, il faut suspendre l'usage du médicament pendant quelques jours, et le reprendre plus tard.

Cette préparation s'altérant assez promptement, on ne doit pas en composer une grande quantité à la fois.

AUTRE.

Prenez : Hydriodate de
    potasse,   36 grains.
Eau distillée,   1 once et demie.

Cette liqueur s'emploie exactement comme la précédente et aux mêmes doses. Elle jouit des mêmes propriétés, sans en déterminer les accidents, et convient de préférence aux personnes qui ont l'estomac et les intestins faibles et faciles à irriter. On peut la rendre plus active et ses effets plus prompts en y ajoutant dix grains d'iode pur, et portant l'eau distillée à sept ou huit onces.

Ainsi préparée, cette liqueur ne s'administre qu'à la dose de quatre, six, ou huit gouttes, trois fois par jour. On l'appelle, dans ce cas, *solution d'hydriodate de potasse ioduré.*

AUTRE.

Prenez : Hydriodate de
  potasse,   demi-gros.
Axonge bien pure,   1 once et demie.

Faites une pommade en broyant et conservez pour l'usage.

Elle s'emploie en frictions sur le goître, à la dose d'un scrupule (24 grains), matin et soir. Si l'on veut la rendre plus active, on ajoute à sa composition quelques grains d'iode pur.

Il est convenable, dans le traitement du goître, d'associer la liqueur et la pommade. Soit qu'on les administre ensemble ou séparément, l'expérience a constaté les bons effets de ces préparations, principalement chez les jeunes gens. Le docteur *Coindet* de Genève a le premier appelé l'attention des médecins sur ce remède, que l'on peut, à juste titre, nommer le spécifique contre le goître. Il n'est pas rare, quand on emploie la pommade, de voir survenir au bout de quelques jours une éruption de petits boutons assez douloureux. On doit alors suspendre les frictions, appliquer une douzaine de sangsues, couvrir la partie irritée avec des cataplasmes de farine de graine de lin ou de mie de pain, et reprendre le traitement dès que ces accidents ont disparu. Cela ne retarde en rien la guérison du goître, car on a remarqué que les effets de l'iode se manifestent après d'une manière très prononcée.

Je ne dois pas passer sous silence l'application des diverses préparations d'iode à d'autres maladies, telles que les scrophules, la suppression ou le premier établissement des règles chez les jeunes filles, les écoulements vénériens, etc.

Une chose bien positive et qu'il est bon de ne pas perdre de vue en pratique, c'est que l'iode agit d'une manière si marquée sur les glandes des seins, que ces dernières fondent quelquefois de moitié. Ce phénomène faillit attirer à M. le docteur *Coindet*, de la part des dames de Genève, une fort mauvaise réception : celles-ci étaient bien aises de guérir du goître, mais elles auraient désiré en même temps conserver l'intégrité de leurs appas. Elles ne furent entièrement ras-surées que lorsque ce médecin leur eut promis que cet accident n'était que passager, et ne tarderait pas à disparaître.

AUTRE.

Prenez : Muriate d'ammonia-
   que,   demi-once.
Muriate de soude,   demi-once.
Éponges calcinées, sans être
   lavées,   demi-once.
Cendres tamisées,   demi-once.

Faites un collier en taffetas noir, de la largeur de trois doigts ; posez dessus une carde de coton sur laquelle vous étendrez le plus également possible la susdite poudre. Recouvrez ensuite avec une mousseline claire que vous piquerez en petits carrés, tant en longueur qu'en largeur.

Ce collier sera appliqué sur le goître, du côté de la mousseline, et porté jour et nuit pendant trois ou quatre mois. La poudre sera renouvelée tous les vingt jours.

Cette préparation est loin d'avoir des effets aussi certains que les précédentes. L'irritation qu'elle occasione à la longue sur la partie avec laquelle elle se trouve en contact force d'en suspendre l'usage par intervalles jusqu'à ce que la douleur et les boutons aient été dissipés au moyen des applications émollientes.

GOUTTE.

Prenez : Baume de la Mecque,	6 gros.
Quinquina rouge en poudre,	1 once.
Safran,	demi-once.
Sauge,	1 once.
Salsepareille,	1 once.
Alcohol rectifié,	3 livres.

Faites dissoudre à part le baume dans le tiers de l'alcohol. Faites infuser les autres substances, pendant 48 heures, dans le reste de l'alcohol ; filtrez et mêlez les deux liqueurs. On ajoute à ce mélange deux ou trois fois autant d'eau de chaux, et au moment de s'en servir on agite fortement la bouteille afin de mêler le précipité qui s'est opéré.

On prépare un cataplasme de farine de

graine de lin bien chaud et épais d'un doigt, qu'on étend sur une serviette, afin de bien envelopper les pieds et les jambes jusqu'aux genoux. Il faut à peu près trois livres de farine de lin. Sur chaque cataplasme on verse environ deux onces de la liqueur préparée, et l'on tâche qu'il y en ait partout. Après cela on en recouvre immédiatement chaque membre. On place par-dessus un taffetas gommé, maintenu par quelques tours de bande, afin de conserver la chaleur le plus long-temps possible. L'appareil ne doit être renouvelé qu'au bout de 24 heures.

Cette préparation, dans beaucoup de cas, amène la guérison ; mais il est aussi quelques circonstances où elle pourrait devenir dangereuse. C'est au discernement du médecin, qu'on devra toujours appeler dans ce cas, à juger le moment favorable à son emploi. Elle est connue dans le monde sous le nom de *remède Prudier*.

A U T R E.

Prenez : Forte décoction de
  café chaud,   5 onces.
Rhubarbe en poudre,   12 grains.

Le malade prendra cette liqueur, sans être sucrée, pendant les trois premiers jours de chaque lune, et la continuera ainsi tous les mois. Si la lune est nouvelle à minuit, on peut la prendre le matin même ; si, au contraire, elle n'était nouvelle qu'à sept ou huit heures du matin, il faudrait en renvoyer l'usage au lendemain. Le malade ne devra déjeûner que trois ou quatre heures après.

Beaucoup d'individus ajouteront peu de confiance ou se riront d'un remède dont l'effet curatif se trouve subordonné aux phases lunaires. Libre à eux d'en croire ce qu'ils voudront ; mais ce que je puis assurer, c'est que plusieurs goutteux atteints récemment lui ont dû leur guérison, et que ceux chez lesquels la maladie était plus ancienne et paraissait à des époques rapprochées ont vu les accès s'éloigner de plus en plus, de manière à ne survenir que tous les ans ou dix-huit mois. Sans doute ce remède, comme beaucoup d'autres, n'est point infaillible ; mais il suffit d'une ou deux réussites sur trois cas maladifs, pour en reconmander l'usage. Quant au mode d'action, je laisse à d'autres le soin d'en donner une explication satisfaisante.

GRAVELLE CHEZ LES ENFANTS.

Prenez : Baies de
   genièvre ,   une petite poignée.

Faites infuser dans une pinte d'eau d'orge ou de fleurs de guimauve , et passez ensuite à travers un linge.

A prendre par petites tasses dans le courant de la journée. Cette liqueur compte plusieurs succès ; mais sa réussite dépend beaucoup de l'époque à laquelle elle est administrée. Il faudrait y avoir recours au moment même où l'on commence à s'apercevoir de l'état des urines de l'enfant.

HÉMOPTYSIE.

(*Crachement de sang.*)

Prenez : Muriate de soude
   (sel de cuisine),   1 gros.
Sucre pulvérisé,   20 grains.
Conserve de roses ,   quantité suffis.

A prendre en une dose que l'on renouvelle d'heure en heure. Boire après chaque prise une petite tasse de tisane de racine de grande consoude froide. A mesure que le crachement de sang diminue, on ne prend les doses que toutes les deux, trois ou quatre heures.

L'action de ce médicament, d'un effet assez certain, paraît dépendre d'une révulsion sur l'estomac et le canal alimentaire. C'est du moins l'explication la plus satisfaisante qu'il soit possible d'en donner.

HÉMORRHAGIES DE LA MATRICE.

(*Pertes.*)

Prenez : Eau de roses,	3 onces.
Extrait de ratanhia du Pérou,	2 gros et demi.
Suc de citron ou vinaigre,	quelques gouttes.

Faites une potion que l'on donne par fortes cuillerées à bouche de dix minutes en dix minutes.

Cette préparation jouit d'une efficacité bien constatée dans les pertes qui font suite aux accouchements. Sa vertu médicinale dépend entièrement de la bonne qualité du ratanhia qui entre dans sa composition. Il est malheureusement très difficile de s'en procurer de bon, c'est-à-dire de celui qui arrive tout préparé en Europe. Celui que l'on fait en France, quelque soin que l'on apporte à le faire, est loin de l'égaler. Sa cherté devient le prétexte d'une falsification coupable et extrêmement nuisible à l'humanité. Lorsqu'il est naturel, il a une amertume et une saveur astringente des plus prononcées. Il est bien de n'y avoir recours que dans des cas urgents, lorsque la perte dure depuis un certain temps, et que la femme se trouve plongée dans une faiblesse extrême.

AUTRE.

Prenez la moitié d'un citron, et, au moyen de la main introduite dans la cavité de la matrice, exprimez-en le suc sur les parois interne de cet organe.

Ce moyen a été nouvellement proposé par des accoucheurs distingués, qui disent en avoir retiré les plus heureux résultats. Son emploi facile peut donc être d'une grande utilité en pratique, et mérite l'attention des personnes qui se trouvent en position d'y avoir recours. Il n'exclut pas, du reste, l'administration des autres secours réclamés en pareille circonstance.

HEMORRHOIDES.

Prenez : Huile d'olives,   demi-once.
Miel blanc,   demi-once.
Térébenthine de Venise,   demi-once.

Faites selon l'art un liniment.

Le malade enduira, deux ou trois fois par jour, les tumeurs hémorrhoïdales avec une petite quantité de ce liniment. Dans le cas où elles seraient internes, il devra maintenir dans l'anus une petite mèche de charpie imprégnée de ce mélange. Quelques jours suffisent pour obtenir un soulagement marqué, et même l'éloignement de nouvelles atteintes du mal.

HYDROPISIE ASCITE.

(*Epanchement d'eau dans le ventre.*)

Prenez : Crème de tartre
soluble,   1 once.

Sel d'absinthe,   2 onces.
Poudre de scilles.   2 gros.

Versez cette poudre peu à peu dans une pinte de vin blanc en ébullition ; filtrez ensuite la liqueur. La dose est d'un verre chaque matin à jeûn, et d'un demi-verre le soir.

Les bons effets de ce remède se manifestent spécialement chez les individus dont la maladie reconnaît pour cause des excès de table, ou l'abus des boissons vineuses et spiritueuses, chez ceux où elle paraît dépendre d'une lésion ancienne d'un ou de plusieurs des viscères abdominaux. Cette liqueur, purgative à un assez haut degré, excite fortement l'action des vaisseaux absorbants, donne du ton à l'estomac et au tube intestinal, réveille tout l'appareil digestif et active la circulation. Les urines en reçoivent également un surcroît d'augmentation.

AUTRE.

Prenez : Acétate de potasse,   1 gros.
Scilles en poudre,   3 gros.

8.

Oxide noir de fer (étiops martial),   2 gros.
Poudre de cannelle,   24 grains.

Divisez en vingt-quatre prises égales.

Il faut en prendre deux prises par jour, à trois heures d'intervalle, dans une petite tasse d'infusion de menthe poivrée.

Cette poudre convient spécialement dans les hydropisies ascites anciennes, qui ont résisté à tout autre traitement. Il faut en continuer l'usage pendant cinq ou six semaines, afin de donner le temps aux viscères abdominaux et aux vaisseaux absorbants de sortir de l'engourdissement dans lequel ils étaient plongés, et de reprendre le libre exercice de leurs fonctions primitives.

AUTRE.

Prenez : Scammonée d'Alep,   2 gros.
Racine de jalap,   2 gros.
Squammes de scille,   1 gros.
Résine de jalap,   1 gros.
Sirop de nerprun,   quant. suffis.

Faites un mélange exact et un peu épais; divisez ensuite en pilules de douze à quinze grains.

La malade en prendra une matin et soir,
et boira immédiatement après une petite
tasse d'une décoction de la seconde écorce
de sureau.

Cette préparation, douée d'une action
purgative très énergique, exige beaucoup
de prudence pour son emploi. Le médecin
observera attentivement ses effets sur le
corps du malade, et devra en suspendre
l'usage, s'il survient des accidents. M. le
professeur *Fouquier* assure en avoir obtenu,
chez un assez grand nombre de sujets, les
résultats les plus avantageux.

ILEUS, PASSION ILIAQUE, MISERERE.

1° On administrera au malade de l'eau
à la glace en boisson et par verres d'heure
en heure; 2° le ventre sera couvert de
compresses imbibées du même liquide;
3° les pieds et le reste du corps seront tenus
très chaudement; 4° de demi-heure en demi-
heure, on fera prendre deux cuillerées à
bouche d'eau sucrée très froide, à laquelle

on ajoutera quatre ou cinq gouttes de teinture *thébaïque*. Si les symptômes persévèrent avec la même violence qu'au début de la maladie, il ne faut pas se décourager, car ce traitement veut être continué un ou plusieurs jours , suivant que le besoin l'exige.

Après trois ou quatre heures , il survient ordinairement une sueur très abondante, qui doit être d'un bon augure. Le malade recouvre le sommeil , et la douleur s'apaise insensiblement. Le pouls se ranime ; les vomissements et le hoquet diminuent ; la figure cesse d'être *hippocratique* ; enfin, les autres fonctions reprennent leur cours régulier. Bien qu'il existe presque constamment une constipation très forte, il est prudent de ne pas abuser des lavements, dans la crainte de provoquer trop fortement des secousses brusques des intestins. La nature se suffit à elle-même, et lorsque le moment est venu, le ventre se relâche, et le malade entre alors en convalescence.

INFLAMMATION RÉCENTE DES MAMELLES DES NOURRICES.

Prenez : Savon blanc râpé
et de bonne qualité,   quantité suffis.

Faites une bouillie épaisse au moyen de l'addition d'un péu d'eau ; battez le tout ensemble en chauffant légèrement ; couvrez ensuite la partie malade avec ce cataplasme, que l'on renouvellera toutes les cinq heures.

L'inflammation cède en très peu de temps sous l'influence de ce cataplasme. Deux jours suffisent le plus ordinairement pour une entière guérison. S'il y avait des gerçures , la cicatrisation s'opérerait aussi très promptement. Cet heureux effet n'est dû ni à la chaleur ni à l'humidité , puisque les cataplasmes composés avec d'autres substances émollientes ou résolutives ne le produisent pas. Il est plus raisonnable, je pense, de ne l'attribuer qu'à la nature chimique du savon.

INSOMNIE.

Prenez : Thridace ,   16 grains.

Gomme arabique, 24 grains.
Sirop de nénuphar, quantité suffis.

Mêlez et faites des pilules de trois grains.

Cette préparation remplace très avantageusement l'opium, et lui est même supérieure dans une foule de cas. Elle n'a pas, comme cette dernière substance, l'inconvénient d'agiter le malade, d'exciter la circulation sanguine, et de provoquer des rêves fatigants. Elle convient parfaitement dans toutes les maladies organiques où il s'agit de calmer les grandes douleurs et l'irritation générale. Elle procure un sommeil doux et tranquille, et contribue puissamment à dissiper les congestions qui se forment et menacent, par leur intensité, d'entraver le libre exercice des organes importants à la vie. C'est un agent précieux, duquel la médecine est appelée à tirer les plus grands avantages. Connue très anciennement, la thridace ou *suc épaissi de la laitue* était tombée, on ne sait pour quel motif, dans le plus profond oubli ; on doit à M. le docteur *François* de l'avoir remise en usage depuis quelques années.

IVRESSE.

Prenez : Eau sucrée,   5 onces.
Ammoniaque liquide ,   10 gouttes.

A prendre en une seule dose, que l'on répétera au bout d'un quart d'heure, si la première n'était pas suffisante.

Ce mélange jouit d'une efficacité reconnue pour combattre l'ivresse causée par l'abus du vin ou des boissons spiritueuses. Il est bien rare qu'il manque son but, et que le retour à la santé n'ait pas lieu en moins d'une heure.

MENSTRUATION DIFFICILE.

(*Difficulté des règles.*)

Prenez : Acétate d'ammoniaque,   56 gouttes.
Eau de tilleul sucrée.   4 onces.

A prendre en une dose qu'on répétera au bout d'une heure.

Cette potion convient spécialement aux femmes nerveuses et délicates, chez les-quelles les règles s'établissent difficilement

chaque mois, et sont précédées ou accom-
pagnées de fortes coliques. Après une ou
deux doses de ce médicament, le cours pé-
riodique du sang se régularise, les coliques
disparaissent, et, avec elles, les autres accidents nerveux. M. le professeur *Mazuyer*,
de Strasbourg, qui, le premier, a administré l'acétate d'ammoniaque dans cette circonstance, en a retiré le plus grand succès.
Le docteur Jules *Cloquet*, ayant répété les
mêmes essais sur plusieurs malades, n'a eu
également qu'à s'en louer.

NÉVRALGIE.

(*Irritation des nerfs.*)

J'ai cru devoir consigner dans cet ouvrage un moyen de traitement qui a joui,
pendant quelques années, à Paris, d'une
certaine célébrité. Bien qu'il soit entièrement étranger à l'histoire naturelle des médicaments, et qu'il fasse partie du domaine
de la chirurgie, ses résultats sont assez importants pour que je lui consacre quelques
lignes. Je veux parler de *l'acupuncture*,

opération connue des anciens, encore en
honneur chez les Chinois, et tour à tour
mise en vogue et oubliée par les médecins
modernes.

Les observations les plus authentiques,
et recueillies par une foule de médecins,
démontrent, d'une manière indubitable,
l'efficacité de l'acupuncture dans les névral-
gies et toutes les douleurs rhumatismales
aiguës. Beaucoup de malades lui doivent le
rétablissement d'une santé long-temps dé-
tériorée, et que les traitements les plus va-
riés n'avaient pu ramener à un état naturel.
Les succès obtenus à l'aide de ce moyen ont
quelque chose de si extraordinaire, qu'il
faut avoir été témoin des faits pour n'être
pas tenté de les considérer comme le produit d'une crédulité aveugle.

Les individus affectés de migraine à des
époques périodiques sont presque assurés
d'obtenir la rémission complète de toute
douleur par l'application d'une ou deux
aiguilles aux régions temporales. Nous en-
geons donc les malades à faire usage de
ce moyen, qui n'est, du reste, d'un emploi

9

ni difficile ni douloureux , et qui , lors même qu'on n'en retirerait aucun résultat sensible , est sans inconvénient pour le présent et l'avenir.

Je crois qu'il est tout-à-fait inutile d'indiquer ici la manière de s'en servir. La méthode en est si facile , qu'il suffit de l'avoir vu employer une fois pour pouvoir le faire à son tour. Je me borne donc à dire que l'acupuncture se pratique le plus ordinairement avec des aiguilles à reprises qu'on a eu le soin de détremper, et qu'après les avoir introduites dans les parties molles à une profondeur donnée , on les y laisse séjourner une, deux, trois ou quatre heures, et même des jours entiers. Quelques médecins emploient également des aiguilles de trois ou quatre pouces de longueur, auxquelles ils adaptent un conducteur en laiton qui se rend , par son autre extrémité , dans un vase de métal contenant une dissolution de sel de cuisine. D'autres ont cru avantageux de les mettre en rapport avec la machine électrique : de là le nom d'*électropuncture*, procédé inutile, pour ne rien dire de plus.

Je termine cet article en faisant observer que, malgré tout ce qui a été dit et écrit sur le manière d'agir de l'acupuncture, il est difficile et même impossible de s'en rendre compte d'une manière satisfaisante. Il en est de cela comme de beaucoup d'autres choses : il faut s'en servir et ne pas exiger l'explication de ce qu'il ne nous est pas donné de connaître. On s'expose, dans le cas contraire, à divaguer et à tomber dans l'absurde.

NEVRALGIE FACIALE.

(*Tic douloureux*.)

Prenez : Oxide de zinc sublimé,   1 gros.
Extrait de valériane sauvage,   1 gros.
Extrait de jusquiame noire ,   1 gros.

Mêlez et faites soixante-douze pilules.

Le premier jour, le malade en prend une ; le second jour, deux, savoir , une le matin et l'autre le soir ; le 3ᵉ jour, il en prend une troisième à midi, et ainsi de suite, en augmentant la dose , jusqu'à ce qu'il survienne quelques étourdissements. On diminue alors le nombre des pilules pendant plusieurs jours, pour l'augmenter de rechéf, et le porter au-delà de la première fois, si la chose est possible.

Ces pilules, qui portent le nom du docteur *Méglin*, leur inventeur, jouissent, à juste titre, d'une grande réputation dans le traitement du tic douloureux. On peut même, sous un certain point, les considérer comme le *spécifique* par excellence de cette maladie, car elles réussissent dans la plupart des cas. L'usagé doit en être continué pendant un mois ou six semaines, suivant le degré d'ancienneté de la névralgie. On ne saurait apporter trop de circonspection dans leur administration, afin de parer aux accidents, s'ils venaient à se manifester.

AUTRE.

Prenez : Sous-carbonate de
  fer,   20 grains.
Poudre de belladone,   3 grains.

Mêlez. A prendre en trois fois dans le courant de la journée, dans un peu d'eau sucrée.

Il faut avoir la précaution d'augmenter progressivement la dose de ce médicament, de manière à la doubler en huit jours, et continuer ainsi jusqu'à ce que l'on soit arrivé à deux gros par jour. Le traitement dure, le plus communément, un mois ou cinq semaines.

Le professeur Anglais *Hutchinson* assure avoir toujours employé ce remède avec succès, et son assertion est appuyée du témoignage de MM. *Steward*, *Craword* et *Thompson*. Malgré ces puissantes recommandations, je n'ose pas certifier que cette préparation possède des propriétés aussi certaines que la précédente, néanmoins elle mérite l'attention des gens de l'art.

NÉVRALGIE SCIATIQUE.

Prenez : Huile essentielle de
    térébenthine,   2 gros.
Miel rosat,   4 onces.

A prendre en trois fois dans la journée. Au bout de dix minutes, le malade boira une petite tasse d'infusion de fleurs de guimauve tiède et sucrée. Il faut continuer l'usage de ce médicament pendant une dizaine jours, à moins qu'il ne provoque de l'irritation à l'estomac. La prudence exige alors qu'on en suspende l'emploi jusqu'à nouvel ordre. Les résultats sont d'autant plus prompts et assurés, que la maladie est elle-même plus nouvelle, et que le tissu du nerf n'a point encore subi d'altération. Cette dernière complication ne doit pas, cependant, faire désespérer du succès, car l'expérience a prouvé que, si l'on n'arrivait point à une entière guérison, on parvenait du moins à calmer momentanément les souffrances du malade.

OBSTRUCTIONS DES VISCÈRES ABDOMINAUX.

Prenez : Fiel de bœuf épaissi
au bain marie,   demi-once.
Diagrède savonneux,   demi-once.
Extrait de pensée germanique
ou de petite centaurée,   2 gros.

Mêlez et faites des pilules de trois grains argentées.

Le malade prendra de ces pilules au

dîner, depuis dix jusqu'à quinze ; au bout de quelques jours, la dose sera augmentée progressivement , jusqu'à ce qu'on soit parvenu à provoquer, tous les trois ou quatre jours, six à huit selles. Si ces dernières devenaient trop abondantes, on diminuerait le nombre des pilules pour l'augmenter plus tard.

Cette préparation doit être exclusivement administrée pendant la belle saison, et, avant de commencer, il est bon de préparer le malade, en lui faisant prendre, pendant dix à douze jours, le matin, un ou deux verres d'eau dans laquelle on aura fait dissoudre, en petite quantité, du savon végétal ou du sirop d'angélique. Lorsque, pendant l'emploi des pilules, la bouche devient pâteuse, on remédie facilement à cet inconvénient au moyen de la boisson suivante, à la dose d'une forte cuillerée à bouche pour une chopine d'eau bouillante prise le matin, et à jeûn.

Prenez : Sucre de lait,   3 onces.
Crème de tartre soluble,   1 once.

Sucre candi pulvérisé, 2 gros.
Huile essentielle de citron, 4 gouttes.

Ce traitement doit être continué plusieurs mois, et suspendu à l'entrée de la mauvaise saison. La maladie qui le réclame étant ordinairement longue et très rebelle, il est convenable, afin de prévenir toute rechute , de le reprendre au printemps suivant.

Le régime à observer consiste à se priver de tout ce qui est aigre ou acide ; des œufs, à moins qu'ils ne soient bien frais et cuits à la coque ; des truffes, champignons, etc.; des fèves, pois et pommes-de-terre ; de la pâtisserie, de la friture, de la soupe mitonnée, des mets huileux, gras, fumés et épicés , ainsi que du vin pur, des liqueurs et du café à l'eau ou à la crème.

On ne peut douter que ce traitement régulièrement suivi ne donne lieu par son énergie et les évacuations alvines qu'il provoque chaque jour à des résultats avantageux qui ne sauraient être la suite d'autres moyens peut-être bien indiqués, mais moins actifs. Un grand nombre de malades lui doivent leur entier rétablissement après des années de souffrances et avoir épuisé les ressources de la pharmacie.

AUTRE.

Prenez : Eau commune,   1 livre et demie.
Sulfate de potasse,   1 once et demie.
Nitrate de potasse,   20 grains.
Tartrate de potasse et
   d'antimoine,   demi-grain.
Sirop tartareux,   1 once et demie.

A prendre à la dose d'un verre le matin et un verre le soir.

Cette boisson est particulièrement indiquée pour maintenir la liberté du ventre, combattre les constipations opiniâtres, rétablir le cours des déjections alvines et entretenir tout le système digestif dans un état d'excitation douce et permanente. Elle convient aux personnes douées d'un tempérament bilieux, menacées ou atteintes d'une inflammation de foie ou de ses dépendances.

ODONTALGIE.
(*Mal de dents.*)

Prenez : Éther sulfurique,   demi-gros.

Laudanum liquide,	demi-gros.
Baume du commandeur,	demi-gros.
Huile essentielle de girofle,	10 gouttes.

Mêlez et conservez dans une fiole bien bouchée.

On imbibe un peu de coton ou un petit morceau d'éponge fine ou d'amadou avec cette liqueur, et on le place ensuite sur la dent malade.

Au moyen de cette préparation, on parvient le plus souvent à calmer la douleur de dents ; mais le soulagement n'est que momentané. L'entrée de l'air froid, le passage d'une température à une autre, la mastication, etc., sont autant de causes susceptibles de renouveler les souffrances du malade. Lorsque la dent est cariée, le seul remède est de la faire extraire. Par cette sage résolution non seulement on abrége le mal, mais on préserve les dents saines de tout danger pour l'avenir. Une seule dent cariée suffit pour gâter toutes les autres, dans un assez court espace de temps. Il faut donc savoir faire à propos la part du mal, afin d'en éviter un plus grand. C'est à l'oubli d'une telle précaution qu'il faut attribuer le mauvais état de la bouche d'une si grande quantité d'individus.

OPHTHALMIE GRAVE.

(*Mal d'yeux.*)

Prenez : Racine de poligala
  sénéga en poudre,   3 gros.
Savon médicinal,   1 gros.
Alcohol faible,   quantité suffis.
Poudre de lycopode,   quantité suffis.

Faites une masse épaisse que vous diviserez en pilules du poids de quatre grains.

Le malade doit en prendre quinze ou vingt par jour, et s'abstenir de toute application locale. Les yeux seront seulement couverts d'un bandeau, afin de les garantir des effets de la lumière.

Ce remède est utile dans les fortes inflammations de l'œil, qui, en prenant le caractère de *chemosis,* amènent la suppuration de la sclérotique, de la cornée, et même dans celles qui, après avoir atteint les membranes profondément situées, produisent des abcès graves dans ces mêmes parties. Le traitement dure ordinairement de huit à dix jours, au bout duquel temps il n'est pas rare qu'on ait obtenu sinon une guérison entière, du moins des changements si avantageux, qu'ils engagent alors à le continuer quelques jours de plus.

Une chose bien digne de remarque, c'est que cette préparation agit avec la plus grande efficacité dans des cas où le traitement anti-inflammatoire uni aux moyens prescrits en pareil cas avait échoué complétement. Il est difficile de concevoir comment un médicament porté dans l'estomac occasione des effets si prononcés sur une maladie qui, par son siége, semblerait exiger de préférence l'emploi de moyens locaux.

AUTRE.

Couvrir les paupières avec des compresses trempées dans de l'essence de *galbanum*, et les renouveler dès qu'elles seront sèches.

C'est un puissant résolutif, qui, employé à propos, devient extrêmement salutaire au commencement des ophthalmies.

Souvent on obtient par son secours une parfaite guérison en moins de deux jours.

PALPITATIONS NERVEUSES.

Prenez : Digitale pourprée
    en poudre,   36 grains.
Sucre de saturne,   8 grains.
Extrait de jusquiame,   12 grains.
Sirop de fleurs d'oranger ,   quantité suffis.

Faites une pâte bien mélangée, et divisez-la en vingt-cinq pilules égales.

Le malade en prendra une matin et soir, pour commencer, et après quelques jours, une troisième à midi.

Ce médicament mérite toute l'attention des médecins et des malades ; il jouit d'une efficacité plus grande qu'on ne se l'imaginerait au premier abord. Plusieurs faits, à ma connaissance, établissent, à n'en pas douter, son action puissamment calmante. Beaucoup de malades affectés de palpitations, qui avaient résisté aux saignées générales et locales, aux révulsifs prolongés et autres moyens analogues, doivent leur rétablissent à l'emploi méthodique de cette préparation continuée avec persévérance. La guérison a été aussi parfaite que durable. Les bons effets de ces pilules se manifestent particulièrement chez les jeunes gens des deux sexes à l'époque de la puberté.

AUTRE.

Prenez : Eau sucrée,   4 onces.
Eau distillée de laurier-cerise ,   20 gouttes.

A prendre en une dose qu'on répétera trois fois par jour. Il faut augmenter successivement l'eau de laurier-cérise jusqu'à soixante-dix gouttes , mais ne pas aller au-delà.

Cette potion convient aux personnes nerveuses et menacées d'une affection organique du cœur ou des gros vaisseaux.

PARALYSIE.

Prenez : Extrait alcoholique
de noix vomique ,   1 gros.

Faites des pilules de deux grains chaque.

Le malade doit en prendre , en commençant, deux ou trois , au plus, par jour, à quatre heures d'intervalle les unes des autrès. Plus tard, on peut élever la dose jusqu'à douze ou quinze grains en six pilules, avec la précaution de ne le faire que par gradation.

Il résulte des nombreuses expériences qui ont été faites que ce médicament agit avec plus d'efficacité si l'on en suspend l'usage pendant quelques jours pour le reprendre ensuite. Sa réussite est également plus certaine dans la *paraplégie* (paralysie des extrémités inférieures) que dans les autres espèces de paralysies; chez les malades dont le système nerveux n'a perdu que son activité, et dont la lésion ne dépend d'aucune cause mécanique, comme la compression du cerveau, ou bien encore un épanchement dans cet organe, à la suite d'une apoplexie. Il y a cependant des exemples assez nombreux de guérison dans des maladies de ce genre.

Les principaux phénomènes résultant de l'administration de l'extrait alcoholique de noix vomique sont les suivants : c'est ordinairement une demi-heure après en avoir fait usage que l'opération commence. Quelques malades n'en éprouvent d'effet qu'après plusieurs heures. Les muscles paralysés offrent une contraction permanente qui est un véritable *tétanos artificiel*. Les autres puissances musculaires saines participent aussi quelquefois, mais à un bien moindre degré, à cet état de rigidité. Si par hasard on élève trop la dose, il arrive alors que, plus la partie malade se trouve privée de mouvement et de sentiment, plus aussi l'action du remède se fait sentir dans cette même partie. Il se manifeste un véritable tétanos général, presque toujours sans danger, qui, en prouvant l'énergie du médicament, ajoute à son efficacité.

L'action de l'extrait alcoholique de noix vomique ne donne cependant pas toujours lieu aux phénomènes que je viens d'indiquer. On n'aperçoit souvent qu'un serrement de poitrine, un sentiment d'oppression, une commotion instantanée, une chaleur vive et une exaltation de la sensibilité dans la partie affectée. D'autres fois, ce sont des fourmillements, des picotements douloureux ou une espèce de crampe, qui mettent en jeu l'action secrète et salutaire de la noix vomique.

Il survient également chez quelques paralytiques des symptômes généraux qui résultent secondairement de l'impression subite que le système nerveux en reçoit. Tels sont l'augmentation d'appétit, la constipation et une sorte d'ivresse passagère. Il est bon, dans ce cas, d'administrer quelques bains tièdes, des lavements légèrement purgatifs et des boissons acidulées. On ne saurait d'ailleurs apporter trop de circonspection dans l'emploi de ce remède, qui, s'il donne lieu à des résultats avantageux lorsqu'il est administré sagement, pourrait néanmoins occasioner des accidents graves s'il était employé sans règles et sans mesure.

PHTHISIE PULMONAIRE.

Prenez : Acétate de plomb
cristallysé (sucre de sa-
turne),   demi-gros.
Sucre de lait,   1 gros et demi.

Mêlez bien exactement, et divisez en soixante-douze prises égales.

Le malade doit en prendre une prise matin et soir dans une cuillerée d'eau. Au bout
de quatre ou cinq jours la dose sera doublée,
de manière à prendre matin et soir un grain
entier de sucre de saturne chaque fois.

Le docteur *Harke* d'Odessa, qui a employé
ce médicament sur lui-même et sur un grand
nombre d'autres malades, affirme avoir obtenu des guérisons de phthisies pulmonaires
chez des personnes où la maladie était tellement avancée, qu'il existait déjà des ulcérations profondes et des amas de pus qui s'é-
taient fait jour à l'extérieur par des abcès et
les crachats.

Sans ajouter beaucoup de confiance à des
succès aussi inespérés (car, dans l'état actuel
de nos connaissances, comment croire que
la fonte purulente, résultat d'une profonde
désorganisation pulmonaire, puisse être susceptible de guérison), ce moyen n'en mérite
pas moins l'attention des médecins. Si la
phthisie bien déclarée et parvenue au troisième degré est au-dessus des ressources de
l'art, des expériences multipliées et bien
constatées prouvent que l'usage méthodique

du sucre de saturne arrête du moins les sueurs, le dévoiement qui les accompagne presque toujours, et provoque quelques heu-res d'un sommeil tranquille, chose si neces-saire en pareil cas. Lors même qu'on n'ob-tiendrait que de tels résultats, je les crois assez précieux pour n'être pas à dédaigner. Dans toute maladie incurable, le médecin doit spécialement s'attacher à combattre les principaux accidents, à soutenir le moral de son malade, à lui donner l'espoir de gué-rir et à l'entretenir dans cette agréable illu-sion. Le mensonge est alors un devoir qu'il faut s'efforcer de justifier par tous les moyens possibles.

AUTRE.

Prenez : Acide prussique médicinal préparé d'après le procédé
de M. Gay-Lussac,   1 gros.
Eau distillée simple,   1 livre.
Sucre pur,   2 onces.

Faites un mélange dont on prendra une cuillerée à bouche le matin et une autre le soir en se couchant. On peut en élever suc-cessivement la dose jusqu'à six à huit cuillerées en vingt-quatre heures. Il faudra agiter la bouteille au moment de s'en servir, sans quoi l'acide s'accumulerait à la surface, ce qui pourrait donner lieu aux plus graves accidents.

M. *Magendie* recommande, dans le choix de l'acide prussique, d'accorder la préférence au procédé de M. Gay-Lussac plutôt qu'à celui de *Schèele* et du professeur *Robiquet*.

L'acide prussique affaibli et préparé comme je viens de le dire jouit d'une très grande efficacité dans tous les cas où l'irritabilité des organes pulmonaires est vicieusement augmentée. Son usage est parfaitement bien indiqué dans l'asthme, la coqueluche, les toux nerveuses anciennes et la phthisie pulmonaire au premier degré. Il provoque des guérisons complètes ou bien des modifications heureuses et durables. On peut l'administrer en potion, par cuillerées à bouche, de trois en trois heures, d'après la forme qui suit :

Prenez : Infusion de fleurs
  de guimauve,   2 onces et demie.

Acide prussique médicinal,   20 gouttes.
Sirop de gomme,   1 once.

POUX ET VERMINE.

Prenez : Eau distillée de
   roses,   3 onces.
Eau mercurielle du codex,   1 demi-gros.
Essence de citron,   4 gouttes.

Mêlez et conservez dans une fiole bien bouchée.

Il faut laver la partie atteinte de vermine deux ou trois fois avec une petite quantité de cette liqueur, et laisser sécher sans essuyer. Cette eau détruit également et d'une manière aussi certaine que prompte le *pediculus pubis*. Sous ce rapport elle peut être d'une utilité précieuse à beaucoup de personnes, tant pour la simplicité de sa composition que par le secret qu'on peut observer en l'employant.

RHUMATISME AIGU ET CHRONIQUE.

Prenez : Teinture de bulbes
   de colchique,   25 gouttes.
Eau distillée de laitue,   4 ouces.
Sirop de gomme,   1 once.

Faites une potion qu'on donnera au malade le matin en une seule dose. Il faut augmenter chaque jour la teinture de dix en dix gouttes, jusqu'à ce que ce médicament ait produit un effet purgatif marqué. 35 ou 55 gouttes sont ordinairement suffisantes pour atteindre ce but ; dans tous les cas, la prudence exige qu'on ne dépasse pas la dose de 90 ou cent gouttes par jour.

Ce remède possède une salutaire efficacité dans les affections rhumatismales et goutteuses, et on lui doit des guérisons inespérées.

SALIVATION MERCURIELLE.

Prenez : Acétate de plomb
    liquide,   1 once.
Eau commune,   1 livre et demie.

Faites un mélange exact avec lequel le malade se gargarisera quatre ou cinq fois par jour, en ayant bien soin de ne point en avaler.

Les médecins savent qu'il n'est pas toujours facile d'arrêter la salivation mercurielle, surtout quand elle existe depuis quelque temps, et qu'il vient s'y joindre des ulcérations douloureuses de l'intérieur de la bouche. Dans des cas semblables, l'emploi des purgatifs, des préparations alumineuses, du borax, de l'eau de chaux, du soufre, etc., est le plus souvent sans effet. Il n'en est pas de même du remède dont il est ici question : son efficacité est, au contraire, des plus extraordinaires. Il calme promptement les vives douleurs produites par les ulcérations, il les cicatrise et raffermit les gencives. Il présente, néanmoins, un inconvénient assez grave, c'est de noircir les dents lorsqu'on en prolonge trop longtemps l'usage. Malgré cela, il est encore préférable de porter des dents noires que de s'exposer à les voir tomber les unes après les autres, comme cela arrive assez fréquemment.

SCARLATINE.

La préparation suivante, convenablement administrée, est un préservatif presque certain de la scarlatine. On doit y avoir recours toutes les fois qu'il règne une épidémie de cette maladie , et que l'on veut soustraire les enfants aux influences de l'éruption.

Prenez : Extrait de belladone , 6 grains.

Broyez dans un mortier de marbre avec une once d'eau distillée, qu'on verse peu à peu jusqu'à parfaite dissolution. Ajoutez ensuite à la liqueur un composé d'une autre once d'eau distillée et d'une once d'alcohol rectifié ; agitez le tout ensemble , et laissez déposer ; tirez à clair et conservez dans une fiole pour l'usage.

On en fait prendre une seule goutte sur un morceau de sucre aux enfans au-dessous de six ans . et deux gouttes à ceux qui sont plus âgés , tous les quatre jours , de manière à ce qu'on reste deux jours pleins sans en donner. M. le docteur *Hahnemann* a obtenu , à l'aide de ce médicament, un succès complet, lors d'une épidémie de scarlatine qui exerçait les plus grands ravages. Sur cent vingt-cinq enfants soumis au traitement , cent-vingt-deux ne furent point atteints, bien qu'ils demeurassent journellement avec ceux qui étaient infectés, et qui avaient négligé ou refusé de s'y soumettre.

Il faut continuer l'administration des gouttes pendant tout le temps que dure l'épidémie.

SCROPHULES.

(*Humeurs froides.*)

Prenez : Carbonate de fer,   1 once.
Extrait d'angélique,   1 once.

Faites des pilules de six grains.

On en donne d'abord cinq par jour, et la dose est ensuite progressivement augmentée jusqu'au nombre de huit dans l'espace de vingt-quatre heures, pour un enfant de dix à douze ans.

Ces pilules sont infiniment préférables aux amers, aux préparations mercurielles, au muriate de baryte, etc. Elles réussissent non seulement dans les cas simples, mais encore dans ceux où les enfants, réduits au dernier degré de dépérissement, semblent ne plus laisser aucun espoir de guérison.

Lorsqu'il existe des ulcères ou bien des glandes en suppuration, il faut les panser avec le carbonate de fer bien pulvérisé, et les recouvrir avec de la charpie imbibée d'une solution saturée de sulfate de fer.

SPASMES NERVEUX.

Prenez : Eau distillée,   1 once.
Alcohol,   1 gros.
Acétate de morphine, 6 grains.
Acide acétique,   4 gouttes.

Mélangez exactement.

Cette liqueur s'administre à la dose de six à douze gouttes dans une potion calmante ordinaire, ou un verre d'eau sucrée, qu'on fait prendre au malade, par cuillerées à bouche, toutes les deux heures.

Ces gouttes calmantes, employées dans les maladies nerveuses, ont des effets aussi prompts que bienfaisants : elles dissipent l'agitation, provoquent un sommeil tranquille, et contribuent puissamment à ranimer les forces abattues par la souffrance. Leur usage est également avantageux dans les accès d'asthme chronique et convulsif, ainsi que dans le squirrhe ulcéré de la matrice.

SYPHILIS.

(*Maladie vénérienne.*)

Le traitement des maladies vénériennes est généralement si connu, que je me bornerai à rapporter ici les formules les plus usitées, en renvoyant le lecteur qui voudra avoir de plus amples renseignemens aux ouvrages *ex professo* de MM. *Swediaur, Bell, Lagnaux, Cuillerier,* etc. Il y a, au surplus, une foule de cas où le médecin est obligé de varier et de combiner à l'infini les diverses préparations qu'il met en usage. C'est ce qui explique la multitude de prescriptions dans lesquelles on fait entrer le mercure sous toutes les formes, et à divers états d'oxidation.

Prenez : Axonge de porc
  bien putréfié,   1 once.
Mercure coulant,   1 once.

Broyez jusqu'à parfaite extinction du mercure, et de manière qu'en frottant du papier gris, il ne reparaisse plus de globules mercuriels.

Pratiquez des frictions pendant vingt minutes, avec un gros de cette pommade, alternativement sur chacune des jambes et des cuisses. Le malade prendra un bain tiède après deux frictions.

AUTRE.

Prenez : Mercure purifié,   1 once.
Beurre de cacao,   1 once.
Huile d'œuf très fraîche,   20 gouttes.

Opérez comme pour la précédente.

Cette pommade s'emploie dans les mêmes cas, aux mêmes doses et de la même manière que la première. Son usage est beaucoup plus agréable.

AUTRE.

Prenez : Eau distillée,   2 livres.
Alcohol à 32 degrés,   2 onces.
Muriate suroxygéné de
    mercure,   20 grains.

Faites dissoudre le sel mercuriel dans l'alcohol en le broyant dans un mortier de verre ; ajoutez l'eau distillée, et conservez dans une bouteille.

Le malade doit en prendre une cuillerée à bouche matin et soir, dans une petite tasse de lait ou d'infusion de guimauve. Il aura le soin d'agiter la bouteille chaque fois qu'il s'en servira, et de ne pas faire usage d'une cuillère d'argent.

AUTRE.

Prenez : Sirop de Cuisinier
    ou de salsepareille,   1 livre.
Sublimé corrosif,   4 grains.

Dissolvez par trituration dans un mortier de verre ou de marbre.

A prendre par cuillerées à bouche trois fois par jour, dans une tasse de tisane sudorifique.

On peut élever la dose du sublimé jusqu'à six ou huit grains par livre de sirop. Celui-ci est alors dit de la première, seconde et troisième cuite, suivant qu'il contient un, deux, trois grains de sublimé.

AUTRE.

Prenez : Pommade mer-
    curielle,   1 gros et demi.

11.

Savon médicinal,   demi-gros.
Aloës succotrin,   20 grains.
Amidon,   quant. suffis.

Faites des pilules de cinq grains.

Le malade doit en prendre cinq par jour, en trois fois différentes.

AUTRE.

Prenez : Mercure révivifié
du cinabre,   demi-once.
Scammonée en poudre,   demi-once.
Jalap,   demi-once.
Sucre,   demi-once.
Vin blanc,   quant. suffis.

Eteignez le mercure en le broyant long-temps avec la scammonée, le sucre et le vin; ajoutez ensuite le jalap et faites une masse que vous agiterez jusqu'à ce que vous n'aperceviez plus de globules mercuriels. Faites des pilules de quatre grains.

Le malade en prendra d'abord deux par jour, et plus tard trois, à quatre heures d'intervalle. Ces pilules purgent légèrement et à la longue.

AUTRE.

Prenez : Muriate de mercure
doux,   demi-gros.

Alun , 12 grains.

Cette poudre s'emploie sur la partie affectée ; on en parsème légèrement une ou deux fois par jour sur la surface des ulcères, afin de changer la nature de la plaie et de la disposer à la cicatrisation. Si les ulcères étaient situés au gosier, on ferait dissoudre la poudre dans une chopine d'eau, et le malade se gargariserait plusieurs fois par jour avec une petite quantité de cette liqueur, en ayant soin de ne pas en avaler.

TEIGNE.

Prenez : Axonge, 2 onces.
Soude du commerce, 5 gros.
Chaux éteinte, 2 gros.

Faites une pommade en opérant le mélange dans un mortier de marbre.

On frotte la tête du malade avec suffisante quantité de cette pommade, et on la recouvre ensuite d'un cataplasme de farine de graine de laine et d'eau de racine de guimauve, afin de faire tomber les croûtes. Cette opération doit être répétée plusieurs fois à des intervalles peu éloignés, jusqu'à ce que les ulcérations aient acquis un bon aspect, et semblent tendre à la cicatrisation.

Ce remède, connu sous le nom de *pommade des frères Mahon*, a obtenu entre leurs mains de très grands succès, et jouit d'une réputation méritée. Son application, quoique facile, exige une certaine attention de la part des personnes chargées de le mettre en pratique, quant à la dose et à la manière de faire les frictions. La douleur qu'il occasione, assez vive d'abord, ne tarde pas à disparaître sous l'influence des cataplasmes, pour revenir ensuite à chaque nouvelle friction.

La guérison a ordinairement lieu dans l'espace d'un mois ou cinq semaines, surtout si l'on a la précaution de joindre à ce traitement l'observation d'un bon régime et d'une nourriture saine et légèrement fortifiante.

AUTRE.

Prenez : Limaille de fer,   demi-livre.

Placez cette poudre dans un vase noir

couvert, et humectez de temps en temps , jusqu'à ce qu'elle soit réduite en poudre noirâtre très fine (éthiops martial); conservez ensuite pour l'usage.

Avant de s'en servir , on fait tomber les croûtes teigneuses par le moyen des cataplasmes émollients ; immédiatement après , on recouvre la tête avec une quantité suffisante de cette poudre , mêlée avec un peu d'huile d'olives. On renouvellera cette application tous les matins, jusqu'à ce que la surface ulcérée présente l'aspect d'une plaie de bonne nature. Après quoi , l'on pansera par les moyens ordinaires , tel que le cérat, la pommade soufrée, etc.

La guérison s'effectue le plus souvent dans l'espace de trois semaines ou un mois , surtout si le malade se prête docilement au traitement.

TENIA OU VERS SOLITAIRE.

Prenez : Ecorce fraîche de
    racine de grenadier,   2 onces.
Eau commune,   1 livre et demie.

Laissez réduire, en bouillant , jusqu'à une livre.

Le malade doit prendre quatre onces de cette liqueur toutes les deux heures. S'il arrivait que le ténia ne fût pas expulsé le premier jour, une nouvelle dose serait administrée le lendemain, et même le surlendemain, à moins de circonstances imprévues, telles que des effets de dévoiement trop prononcés, ou des vomissements répétés. On attendrait alors que l'irritation fût tout-à-fait calmée.

Pour administrer ce médicament avec succès, il faut attendre que le malade ait rendu quelques anneaux du ténia, signe manifeste que le ver se trouve dans la partie inférieure du canal alimentaire. Cette condition est de rigueur; autrement on s'exposerait à n'obtenir aucun résultat.

L'efficacité de la racine de grenadier ne peut être révoquée en doute; une foule de guérisons obtenues par plusieurs médecins dignes de foi doivent, au contraire, faire considérer cette substance comme un spécifique à peu près certain. Lorsque ce médicament échoue, ce qui est très rare, cela ne doit être attribué qu'à sa préparation vicieuse ou à sa mauvaise administration, ou bien encore à ce que la racine ne se trouve pas être de bonne qualité. L'ancienneté de la maladie n'est pas une cause de non-réussite, puisque des malades tourmentés depuis plus de dix ans ont été guéris radicalement, bien qu'ils eussent épuisé tous les autres traitements.

Il y a de fortes raisons de croire que la racine de grenadier fait la base principale du remède employé par le docteur *Darbon*, et tenu secret par son auteur. Quoi qu'il en soit, ce dernier ne lui est par supérieur en propriétés, et coûte infiniment plus cher. Grâce à cette heureuse découverte, la médecine possède aujourd'hui un médicament précieux de plus, et qui rendra à l'avenir d'importants services à l'humanité.

AUTRE.

Prenez : Huile essentielle de té-
rébenthine,   1 once.
Gomme arabique en poudre,   1 once.
Eau distillée de menthe,   8 onces.

Faites dissoudre convenablement la gomme dans l'huile, et ajoutez peu à peu l'eau de menthe.

A prendre en deux jours, le matin à jeûn.

Cette préparation réussit assez souvent, mais elle est loin d'offrir autant de certitude que la précédente. Elle purge d'une manière assez active. Employée en lavements, l'huile essentielle de thérébentine jouit aussi de la propriété de détruire les vers *ascarides*. La dose est, dans ce cas, d'une once d'huile suspendue dans une livre d'eau tiède par le moyen d'un jaune d'œuf.

AUTRE.

1° Donnez, le matin, un gros d'éther sulfurique dans un verre d'une forte décoction de racine de fougère mâle. Environ une heure après, le malade prend une potion faite avec :

2° Huile de ricin fraîche,   2 onces.
Sirop de capillaire,   2 onces.
Suc de citron,   1 gros et demi.

A prendre en une seule dose.

3° Si l'individu est fort, on lui administre un lavement composé d'une chopine de décoction de fougère, dans laquelle on mêle un gros d'éther sulfurique. Ce traitement sera répété pendant trois jours consécutifs. Feu M. le professeur *Bourdier*, inventeur de cette méthode, en avait recueilli les plus grands succès.

AUTRE.

La veille de commencer le traitement suivant, le malade mange à son souper une forte panade. Le lendemain matin, il avale trois gros de racine de fougère mâle en poudre très fine et délayée dans cinq ou six onces de tisane de fougère ou de fleur de tilleul. Afin de ne point en laisser dans le vase, il le rince bien exactement avec quelques gouttes de la même liqueur, qu'il boit. Deux heures après il prend le purgatif suivant :

Panacée mercurielle,   10 grains.
Résine de scammonée,   10 grains.
Gomme gutte,   6 grains.
Confection d'hyacinthe, quantité suffis.

Après avoir bien mélangé ces substances, on en fait une masse qu'on divise en deux ou trois pilules que le malade avale à un quart

12

d'heure d'intervalle les unes des autres. Il boit par-dessus une tasse de thé léger.

Cette préparation, connue depuis fort long-temps en médecine sous le nom de remède de madame *Nouffer*, produit d'assez heureux résultats ; mais ses effets sont quelquefois infructueux à la première prise. Il faut alors recommencer son administration au bout de deux ou trois jours.

ULCÈRES ATONIQUES OU SANIEUX.

Prenez : Cérat ordinaire,   1 once.
Poudre de charbon de bois dur,   demi-once.
Chlorure de sodium concentré,   10 gouttes.

Mêlez exactement et faites une pommade.

Recouvrez soir et matin la surface des ulcères avec des tampons de charpie enduite d'une petite quantité de cette pommade. On aura le soin, à chaque pansement, de laver les plaies avec une forte infusion de roses rouges ou une décoction de quinquina froide. Après quelques jours d'usage de cette pommade, les ulcères, de blafards qu'ils étaient, prennent une couleur vermeille ; des bourgeons charnus se développent à leur surface, et la cicatrisation s'opère en peu de temps, surtout si l'on exerce une légère compression, au moyen d'un bandage roulé. Si l'ulcère était placé à l'une des jambes, il faudrait garder le repos le plus absolu, car il est de précepte général en médecine, et sans aucune exception, que tout organe malade doit être mis à l'abri de la fatigue.

ULCERES DARTREUX, SCROPHU-LEUX OU D'ORIGINE SYPHILI-TIQUE.

Prenez : Nitrate acide de
mercure,   1 gros.
Acide nitrique,   1 once.

Faites dissoudre convenablement, en ayant la précaution d'éviter son contact.

Pour faire usage de ce remède, il faut en étendre avec un pinceau des couches légères sur les parties malades, ou bien les recouvrir avec de la charpie râpée et imbibée du caustique. On doit avoir égard, dans cette application, à l'étendue et à l'épaisseur des surfaces ulcérées. Une, deux, trois, et même un plus grand nombre de cautérisations , sont nécessaires , suivant l'ancienneté et la gravité du mal. La croûte qui suit chaque application tombe ordinairement du troisième au quatrième jour : c'est alors que le médecin juge, à l'aspect de la plaie , s'il doit pratiquer une seconde cautérisation.

Cette liqueur produit généralement une assez vive douleur , mais qui n'est pas de longue durée. Elle se dissipe, ainsi que le gonflement qui en est la suite , en six ou sept heures. L'inflammation se borne ; le cercle inflammatoire, souvent très étendu, diminue et se rapproche de l'ulcération, dont la surface, modifiée d'une manière très heureuse , se recouvre bientôt d'une cicatrisation solide. Une chose digne de remarque , c'est que les ulcères atoniques et calleux ne résistent pas à l'action héroïque de ce médicament.

ULCÈRES CHANCREUX DE LA FACE ET VÉGÉTATIONS CARCINOMATEUSES.

Prenez : Arsénic ,   demi-gros.

Vermillon de Hollande, 1 once.
Sang-dragon, demi-once.

Ces substances doivent être réduites en poudre impalpable, et mélangées avec le plus grand soin. Au moment de s'en servir, on en délaie une certaine quantité avec de la salive, jusqu'à consistance de pâte. Avant de l'appliquer, il faut ébarber exactement, c'est-à-dire emporter avec le bistouri toutes les parties saillantes qui peuvent exister. Lorsque l'écoulement du sang est arrêté, on applique alors la pâte à l'aide d'une spatule en bois, ou de tout autre instrument plat. Il faut en mettre au moins trois lignes d'épaisseur, et l'étendre sur les parties saines, à environ deux lignes sur toute la circonférence. On recouvre le tout avec de la toile d'araignée ou un morceau de taffetas d'Angleterre.

Les premiers temps de cette application sont suivis de douleur et de gonflement, ce qui ne doit inspirer aucune crainte, car ces symptômes ne tardent pas à se calmer. La chute de la croûte n'a lieu, le plus souvent, que du vingt au vingt-cinquième jour ; une fois tombée , il ne reste plus qu'une plaie de bon caractère , dont la guérison ne se fait pas attendre.

Cette préparation, connue sous le nom de *pâte arsénicale du frère Côme,* joint au mérite · d'une efficacité certaine celui de remplacer avantageusement le feu ou cautère actuel, et de ne point intimider les malades comme ce dernier moyen.

VERS ASCARIDES ET LOMBRICOIDES DES ENFANTS.

Prenez : Eau de menthe
    poivrée,   3 onces.
Huile de ricin,   1 once et demi.
Sirop de guimauve,   1 demi-once.
Carbonate de potasse ,   24 grains.

Triturez dans un mortier de verre le sel et l'huile ; ajoutez le sirop, et étendez avec l'eau de menthe.

A prendre en deux doses , à demi-heure de distance.

Comme dans toutes les préparations vermifuges, l'action de ce médicament provient manifestement de sa vertu purgative. L'emploi en est preque toujours couronné de succès chez les enfants.

AUTRE.

Prenez : Eau bouillante,   4 onces.
Suc de citron,   1 once.
Eau de fleurs d'oranger,   demi-once.
Coralline de Corse,   2 gros.

Faites bouillir pendant huit minutes la mousse de Corse dans l'eau ; ajoutez les autres substances quand la liqueur sera refroidie, et passez à travers un linge.

A prendre en seule dose le matin, et répétez la même potion pendant trois ou quatre jours, suivant que le besoin le nécessitera.

Les effets de cette préparation sont analogues à ceux de la précédente. Il existe cependant quelques cas où elle agit avec moins de certitude. Elle est également plus désagréable à prendre , ce qui est un inconvénient assez grave , surtout à l'égard des enfants.

VOMISSEMENT.

Prenez : Sirop de limons ,   1 once.
Suc de citron ,   1 demi-once.
Eau commune ,   3 onces.
Carbonate de potasse ,   demi-gros.

Il est essentiel de ne former le mélange qu'au lit du malade , et de ne le lui administrer qu'à l'instant où l'effervescence s'établit.

On peut également préparer cette potion de la manière suivante :

Eau commune ,   2 onces.
Eau de menthe ,   1 once.
Carbonate de soude cristallisé ,   demi-gros.
Sirop d'écorce d'oranges ,   demi-once.

Cette potion se prend en deux fois. Après chaque dose , le malade avale une cuillerée de suc de citron : de cette manière l'effervescence a lieu dans l'estomac même.

Quelle que soit celle des deux formules à laquelle on donne la préférence, il est certain que l'emploi en est d'un heureux effet dans la majeure partie des cas où il se manifeste des vomissements abondants et multipliés de nature nerveuse, ou à la suite d'une trop forte dose d'émétique.

AUTRE.

Prenez : Quinquina concassé,   1 demi-once.
Eau commune,   une chopine.

Faites bouillir jusqu'à réduction d'un tiers, passez, et ajoutez :
Esprit de nitre dulcifié,   demi-gros.

A donner en deux doses, à un quart d'heure d'intervalle.

L'expérience a constaté depuis long-temps que le quinquina était un spécifique assuré contre les vomissements causés par une trop forte dose d'émitique, pourvu qu'il soit administré à l'instant même, et avant que les symptômes inflammatoires n'aient acquis trop de développement.

FIN.

TABLE DES MATIÈRES.

FIN.